じゃないほうの肩こり

肩専門整形外科医
歌島大輔

SUNMARK
PUBLISHING

はじめに

「じゃないほうの肩こり」なんて、ちょっとヘンなタイトルの本。それで思わず手にとってしまった方もいらっしゃるかもしれません。

一方で、「じゃないほう」のワードが気になって、手にする方も少なくないかもしれません。いろいろな手を尽くしても改善しない肩こりに悩んできた方には、「もしや自分の肩こりも〝じゃないほう〟なのでは？」と思っていただけるのではないかと思うからです。

そうです。この本は、**一般的「じゃないほう」の原因で起こる肩こり（肩だけでなく首や肩甲骨周囲といった背部のこりや痛みも含めます）と、自覚症状としては「肩こり」なのだけれど、実際はそう「じゃないほう（の病気）」があるケース**についてご紹介します。

一般的に、「肩こり」の原因としてあげられるのは、

- 首や背中が緊張するような姿勢での作業
- 不良姿勢（猫背・前かがみ）
- 長時間、連続して同じ姿勢をとること
- 運動不足

です。つまり、**首から肩、背中にかけての筋肉を慢性的に緊張させることが肩こりの原因**とされます。ですから、俗に「ストレス」だったり「ショルダーバッグで一方の肩ばかりを使うこと」や「過剰な冷房」「なで肩体型」なども原因になることがあると言われます。

しかし、私は「俗説」を俗説のまま流布することを善しとせず、根拠を求めるやや面倒な医者ですから、「ストレス」とはざっくりし過ぎていると思いますし、ショルダーバッグ以下については「根拠は？」と考えてしまうのですが……。

それはさておき、多くの肩こりはこうした「じゃないほうじゃないほう」、つまり一般的な原因で起きていると考えられています。

「じゃないほう」も決して稀なトラブルではないのに、「じゃないほうの肩こり」があることがあまり知られていないからでしょう。

しかし、「じゃないほうの肩こり」の背景には、ときとして命に関わる体調の異変が隠れていることもあるので無視できません。その場合、すぐにでも肩こりを引き起こしている病気の検査や治療をすべきです。

とくに、自分なりにセルフケアをしていても肩こりが改善しないときなど、「じゃないほう」の可能性を考えてみるのはとても大切なことなのです。

＊＊＊

ところが、そもそも肩こりは〝国民病〟などと呼ばれるほど身近なトラブルゆえに**「たかが肩のこり」**と軽視され、放置されてしまうことも多いです。

後に詳しく述べますが、肩は人間が二足歩行に進化したことで変化を強いられた関節で、とても高機能であり、かつデリケートな、大切な関節だというのに、それほど大事に扱われていません。

また、肩こりの悩みが大きく、大事にしている方でも、「治療迷子」になっていて、的外れなケア法に惑わされている人も多いのではないか、と思います。

さらに、**医学的には「じゃないほうの肩こり」を放置した結果、一般的な肩こりやその他の体調不良につながることがあります。その逆、一般的な肩こりを放置した結果、「じゃないほうの肩こり」やその他の体調不良をまねくリスクとなる**可能性もある、とわかっています。

たとえば、実際には睡眠障害が原因で起きている肩こりが、一般的な肩こりをまねき、慢性化させることがある一方で、一般的な肩こりが睡眠障害をまねき、肩などの痛みを増悪させることもある、などがわかっているのです。

そして睡眠障害がさまざまな健康上の問題を引き起こすきっかけになるというのは、みなさん実感としてよくご存じでしょう。これらの科学的根拠（エビデンス）を示した説明は後にするとして、決して「たかが肩こり」と軽視してはいけないわけです。**「じゃないほうの肩こり」と「一般的な肩こり」はつながっているのです。**

病気とはまだ言えないまでも、人によっては睡眠や食生活、休養、運動の過不足などから健康上の問題が起こり始めていて、「生活習慣病」などの危険信号が点滅している場合もあるでしょう。そのような人の肩こりを「じゃないほう」か「一般的」か、ジャッジするのも難しいので、先に「肩こりは、数としては一般的な原因で起こることが多い」と断定するのは避けました。

言わば**「肩こり」はさまざまな健康トラブルの一部に現れることがある症状。症状が悪化してしまうと悪いほうに転んで、より深刻な問題につながってもおかしくない**と言うことができます。

そして「肩こり」に正しく対処することが「正の連鎖」に通じる場合もあります。悪いほうへは転ばず、人生を前に進めていきたいですよね。

そこで、この本ではおかしなタイトルにつられて偶然手にした方も、さまざまなケア法を試しても改善しない肩こりに悩んできた方も、どちらにも必要な「じゃないほうの肩こり」にまつわる知識を紹介します。

知識として「じゃないほうの肩こり」がある、と知っていることがまず大事でも、一般の方がそれを知る機会はほとんどありません。そのため医学的に信頼のおける研究結果（科学的根拠）を交え、いざというときに適切な医療にアクセスできるようにご紹介しましょう。

加えて「肩」をいたわることの大切さをご理解いただき、暮らしのなかで無理せず続けていただけるようなセルフケア法もご紹介していきます。

そのなかには「じゃないほうじゃないほう」、つまり一般的な原因の肩こりの機序（メカニズム）と改善法についても、科学的根拠をお示しして触れていきます。

肩こりの原因について、「じゃないほう」も「じゃないほうじゃないほう」もあわせて、この1冊でしっかりお届けして、みなさまの健康意識の向上にお役立ていただければと思っています。

＊＊＊

私は整形外科医のなかでは比較的数少ない「肩」を専門領域としている医師です。

整形外科医とひと口に言っても、得意とする専門領域はそれぞれで、「膝」や「股関節」、「背骨」などと比べて、「肩」を専門とすることは敬遠されがちです。

なぜなら、そもそも肩を専門とする医師が少ないため、後進の指導ができる医師も少なく、肩について良質な指導を受けられないまま整形外科医の修練を積む医師が多いので、苦手分野にあげられやすい。さらに、肩関節の複雑さ、デリケートさ（詳しくは後述）から、治療や診断が難しいことも要因になっていると考えられます。

逆に私は、肩が専門という点が重宝されるおかげで、1つの病院に常勤することはせず、フリーランスとしていくつかの病院で「肩治療」を中心とする診療をしています。

成人以降、年代別に起こりやすい肩のトラブルがあり、人の寿命が延びたこともあって、生活に支障をきたしたり、重症化したりする例は増えていますから、肩治療の専門家の需要は少なくありません。
とはいえ、肩のトラブルで手術が必要になることは稀で、私も患者さんとよくよく話し合った上でしか手術には踏み切りません。それでも、**「肩関節鏡手術」という特殊な手術で年間４００件を数える治療**をしていて、同様の実績をもつ医師はそう多くはないのではと思います。

診察室では日々、さまざまな原因によって問題が生じている「肩」と出会います。患部のレントゲンを撮り、リハビリや運動療法をして経過を診ていく患者さんの肩。手術の可否や、術後の生活の質について検討を重ねる段階の患者さんの肩。執刀直前の患者さんの肩。術後の経過やリハビリ、生活改善の成果を見守る肩。

受診のタイミングもさまざまですから、軽症のトラブルから手術が必要となる重症のものまで、じつにあらゆる状態です。〝百者百様〟の「肩」と向き合う中で、症状が悪化する原因や環境、その他の病気との関連などについて考察する機会をたくさんいただいてきました。

また私は、YouTubeやSNSで情報発信をし、自身のチャンネルでは肩こりのほか、整形外科系のトラブルを中心に、セルフケアなどについて多数の動画を配信しています。

ネット上にはすでに数多の「肩ケア」情報があふれているのに、なぜそれに取り組んでいるのか。それは一般的にもよく「ネット情報は玉石混淆」と言われるとおり、「石」どころか「塵」より無益な情報が多く、それが先に述べた「治療迷子」で苦しむ人を増やしていると懸念するからです。

情報発信を始めてから、私は以前に増して世界中の医学論文を読み、医学的・科学的根拠がある情報を集め、整理し、お伝えするようになりました。

これまで何冊か本を出版する機会をいただきましたが、私が本を執筆する動機も同じです。「ニセ医学」にだまされて、健康を害し、希望する生活が営めなくてつらい思いをする人を1人でも減らしたい。健康づくりについて、納得のいく選択をして、元気に、ハッピーになってもらいたい。心からそう願っています。

医学的・科学的根拠を示すことができる正しい情報をお伝えして、**どんなからだのトラブルも個別性があること、そして、信頼できる医療にアクセスしながら適切なセルフケアで守っていく必要があること**を、多くの方にご理解いただけるよう、診療に、情報発信にと努めています。

＊＊＊

では、前置きはこのくらいにして、本題に入っていきましょう。

「もしや」とピンときたり、心配なことがあったりする方が、気になるところから読み始められるように、ざっと本書の全構成をご紹介して、「はじめに」を終わります。

1章　〝じゃないほう〟の肩こり　第1群
身近なトラブルが原因の肩こり

1章では、患者数の多い身近な病気や問題による肩こりについてご紹介します。取り上げる内容は、以下のとおりです。

糖尿病（糖尿病予備軍）、脂質異常症（脂質異常症予備軍・高脂質な食生活）、アゴ・歯の問題（ブラキシズム〈食いしばり・歯ぎしり〉）、アレルギー疾患、眼精疲労、うつ病、睡眠障害、更年期障害、頭痛、胃弱・胃腸障害

2章　〝じゃないほう〟の肩こり　第2群
見逃しNG！　緊急度の高い疾患が原因の肩こり

2章では、数としては稀ですが、いますぐ適切な検査・治療をすべき、やや深刻な病気の可能性が考えられる肩こりについてご紹介します。このような肩こりは医学的に「関連痛」という状態を含みます。それを見分ける目安「レッドフラッグサイン」についても述べます。取り上げる内容は、以下のとおりです。

狭心症・心筋梗塞、大動脈解離、がんなどの悪性腫瘍、帯状疱疹、椎骨動脈解離

（脳梗塞）、膠原病リウマチ内科疾患

3章 〝じゃないほう〟の肩こり 第3群

紛らわしい！ 首肩トラブルが原因の肩こり

首や肩などの病気から始まる肩こりは、正しくは「じゃないほうじゃないほう」の部類ですが、肩こりの陰に隠れて原因の病気や問題が見逃されることがあります。自己診断で「肩こりだから」と病院に行かず、病気や問題の発見が遅れてしまわないよう、よくある例を3章でまとめて紹介します。取り上げる内容は、以下のとおりです。

頸椎椎間関節症、頸椎神経根症（頸椎症性神経根症、頸椎椎間板ヘルニア）、五十肩、腱板断裂

4章 関節クイーン「肩関節」をまもろう

肩関節の高機能さとデリケートさ、なぜ成人以降、肩トラブルに悩む人が増えるの

か、肩を守る生活のコツなど、徹底解説します。

5章　究極のシンプルさ！
エビデンスに基づく肩関節セルフケア

隙間時間に手軽にでき、続けやすいセルフケア法「ハイパワーポーズ」は、肩関節の土台となる肩甲骨を動かします。また、エビデンスのある首のケア法「サボってる風体操（等尺性頸椎伸展訓練）」と「首すっきり超ハイパワー体操」は、作業の合間のリフレッシュにもお役立ていただけます。どれもいますぐ、その場でできるシンプルなセルフケアです。

以上です。

なお、英語圏に「肩こり」という言葉はなく、Stiff Neck, Chronic neck pain が該当するとされています。

そこで私は本書を執筆するに当たり、慢性脊椎痛、重度慢性脊椎痛、慢性Neck Pain、慢性頸部痛、重度の慢性Neck Pain、重度の慢性腰痛など「背部痛」に関係する世界の医学論文を参照することとします。

本書で、日常の活動を続けるうえでとても大切な肩を守る知識を備え、痛みやこりとは無縁に、自分らしいパフォーマンスを発揮し続けるライフをかなえていただけますように。

整形外科医　歌島大輔

第1章

“じゃないほう”の肩こり第1群

身近なトラブルが原因の肩こり

第2章 〝じゃないほう〟の肩こり第2群 見逃しNG！ 緊急度の高い疾患が原因の肩こり

第3章 〝じゃないほう〟の肩こり第3群 紛らわしい！　首肩トラブルが原因の肩こり

第4章 関節クイーン「肩関節」をまもろう

これを読めば大事にしたくなる！ 肩関節「お守り」ガイド

じゃないほうじゃない・・・、一般的な肩こり

五十肩、40代で起きれば四十肩と呼ぶ炎症

腱板断裂、肩インナーマッスルの要の損傷

治療迷子や重症化を防ぐために知っておきたいこと

第5章

究極のシンプルさ！ エビデンスに基づく肩関節セルフケア

第1章

第1群

〝じゃないほう〟の肩こり

身近なトラブルが原因の肩こり

身近な病気のせいで起きている「肩こり」を見逃さない！

ファーストチョイスは肩こりケアじゃない！

この章で紹介するのは「じゃないほうの肩こり」としては数の多いタイプで、身近な病気や健康上の問題などが原因の肩こりについてです。それらをまとめて「〝じゃないほう〟の肩こり　第1群」としました。

この第1群の特徴として、生活習慣やストレス過多の影響、偏った食生活、活動・運動量の低下など原因に共通点があるため、実際にはいくつかの病気や問題を2つ、3つ、複合的にもっている人も多いと考えられます。

そうなると肩こりを引き起こしている病気や問題も特定しづらいのですが、モトの病気や問題を解消しないことには、肩こりは改善しにくくなります。

また、この「"じゃないほう"の肩こり　第1群」の場合、一般的な（じゃないほうじゃないほうの）肩こりと合併していることも多いです。

出現している症状は「肩こり」で、同じですから、分別して何パーセントが「じゃないほうの肩こり」、何パーセントが「じゃないほうじゃないほう」などと判断するのは難しい。

ですから、自分で「慢性的な肩こり」と感じているなら、まずこの章で紹介する病気や問題の可能性を一旦、考えてみましょう。

病気の可能性を除外できれば、（肩こりはあるけれど）いくらか安心。第4章・第5章を参考に、医学的に根拠のある肩甲骨周囲のセルフケアをして、一般的な肩こりを軽減していきましょう。

もし「じゃないほうの肩こり」の可能性を感じたら、明記してある診療科を受診し、病気や問題の有無を確かめ、必要な医療を受けて健康を取り戻してください。

その際も、病気や問題に関連して肩こり症状が出たのですから、肩は自分の「ウィークポイントの1つ」と捉えて、第4章・第5章を参考に、医学的に根拠のある肩甲骨周囲のセルフケアを行うのが、より積極的な健康づくりになります。

糖尿病（糖尿病予備軍）

成人の5人に1人は糖尿病かその予備軍

生活習慣病の1つで、とても身近な病気となったのが糖尿病です。

自己免疫や遺伝因子による「1型糖尿病」、遺伝因子と生活習慣による「2型糖尿病」のほかにも、いくつかの原因から糖尿病や糖代謝異常を起こすことがあります。本項では多くの人に身近な**「2型糖尿病」**から起こる肩こりについて解説します（その他の種の糖尿病とも関係する可能性はあります）。

2型糖尿病は本当に身近な病気です。2007年以降、3度にわたる「国民健康・

栄養調査」で「糖尿病が強く疑われる人（糖尿病有病者）」「糖尿病の可能性を否定できない者（糖尿病予備軍＝境界型糖尿病とも呼びます）」の計は2000万人を下回ったことがありません（成人男女の推計）。

2000万人というのは、**成人の約5人に1人が糖尿病か、糖尿病予備軍**だということで、このうちのほとんどを2型糖尿病（以下、糖尿病）が占めていて、その増加は著しいものです。

糖尿病は高齢になるほど発症しやすくなるため、人口の超高齢化に伴って高齢者の糖尿病が増加しているのも明らかです。

「糖尿病がある男性」の肩こりリスクは1・64倍！

糖尿病では、体内で糖の代謝を調節し、血糖値を一定に保つはたらきをする「インスリン」というホルモンが分泌されなくなったり、はたらきが悪くなったりします。その結果、慢性の高血糖状態を起こすものの、無症状の期間が長く、やがて、さまざまな合併症をまねいて、生活の質を低下させる病気です。
合併症のなかには糖尿病性の神経障害に伴う疼痛など、「痛み」が生じるものもあるのですが、その症状は足先や手の指に出るもので、肩や首のこり、痛みとは関係ありません。しかし、私は肩こりなどの臨床に携わるなかで、**糖尿病と肩首のトラブルに関連性があるのではないか**と考え、調べてみました。

他診療科の医師やチーム医療に携わる看護師さんなどコメディカルスタッフが糖尿病について学ぶ日本のテキストなどを見てみても、関連症状として「肩や首のこり、痛みがある」などとはほとんど書いてありません。しかし、世界の論文をひも解くと、いくつか関連を示唆する研究結果が見つかりました。

ある研究（＊1）では、**糖尿病ではない人に比べ、「背・首・肩の痛み」が頻発するリスクが「糖尿病の男性は1・64倍」**と出ていて、臨床感が裏づけられたと思いました。

ほかにも以下のように関連が示されていましたから、糖尿病によって肩や首のこり、痛みを生じている人の絶対数は多いのではないかと考えられます。

- 2型糖尿病は背中の痛み、慢性的な肩や首の痛みのリスクを高める（＊2）
- 2014年から2020年にかけて糖尿病患者の慢性疼痛有病率を調べた結果、慢性的な肩や首の痛み、腰痛、頭痛の頻度が糖尿病ではない人と比べて高かった（＊3）

また、なぜ糖尿病になると肩こりなどが起こりやすくなるのか、そのメカニズムを示した研究も見つかりました。

本来、インスリンには筋肉や脂肪組織の血流を増加させるはたらきがあるのですが、糖尿病予備軍や糖尿病となり、**インスリンのはたらきが悪くなる「インスリン抵抗性」が生じると、筋肉や脂肪組織への血流が滞るため、肩こりなど「血流不全」で起こりやすいこりや痛みを生じさせる、**と指摘されています（＊4）。

「サイレントキラー」の糖尿病、肩こりは数少ないサインかも

つらい肩こりの悩みがあり、セルフケアをしても効果がないとき、一般的な肩こりではなく、「糖尿病から起きている可能性」をちょっと考えてみるといいと言うのには、ワケがあります。

先に、糖尿病は「無症状の期間が長い」と述べました。インスリンの分泌障害や、インスリンが効かなくなる「インスリン抵抗性亢進」が起きれば、食後高血糖や血糖値スパイク、慢性高血糖など、糖尿病で生じる血糖値の異常が起きます。ところが生活の支障となるような症状がほとんど出ないのです。

そのため、糖尿病の早期発見は難しくなります。**食後高血糖や血糖値スパイクは糖尿病と診断される10年も前に始まっている**とされますが、その段階で発見されることは稀で、発見されたとしても自覚症状がないため、受診や治療が中断されてしまうことが少なくありません。

しかし、自覚する困った症状がなくても、血糖異常の影響で動脈硬化などは進み、その他の合併症も進んでしまいます。

慢性高血糖となり、「口の渇き」「多飲」「多尿」「体重の低下」といった症状が出て、

「おかしいな」と思って受診したら、合併症がすでに重症化していて、本格的な治療を開始することになる場合もあります。インスリン製剤を注射で投与し続ける「インスリン療法」に至ると、生活習慣の改善などだけで「予備軍」段階まで戻るのは難しいとされています。

そのため糖尿病は、高血圧と並び「サイレントキラー」と呼ばれるのです。

さらに、糖尿病の原因は遺伝因子と生活習慣であるため、病態、症状、進行スピードが人により多様です。だからこそ本来、予備軍段階で見つけ、糖尿病に進まないよう、個々に適した方法でコントロールすることが大事な病気、と言えるでしょう。

そして、**日本人は欧米人に比べ「インスリン分泌能」が半分程度であることから「インスリン分泌障害優位」の糖尿病になりやすい、**という人種の特徴もあります。

つまり日本人は欧米人に比べインスリンを十分に作れず、太っていなくても、過食をしていなくても、運動をしていても、糖尿病のリスクは高いと考え、中年以降は注意をする必要があるのです。

一方、では欧米人に多い「インスリン抵抗性優位」の糖尿病に日本人はならないか、というとそうではありません。「インスリン抵抗性優位」とは、インスリンはあるのに細胞が反応しにくくなる状態で、肥満や運動不足などが原因とされますから、日本人も糖質や脂質の摂りすぎによる肥満から、こちらの糖尿病になる人も増えてきています。

和食好きさんも、糖質や脂質を摂りすぎていることはありますし、朝食は抜き、昼食でごはんまたは麺大盛りなど、食後血糖値を爆上げする食べ方が習慣になってしまっている人も少なくないようです。加えて、身体を動かす機会がめっきり減って、ストレスは大きくて、つい過食し、ウエスト周りが育ってしまう、なども。

こうした状況から、糖尿病は本当に身近な病気と言えるのです。

いずれにせよ、つらい肩こりで長く悩んでいるなら、「糖尿病の可能性」も考えてみるべきでしょう。

最低でも年1回は健康診断を受けて、糖尿病のリスクの有無を確認し、もしリスク

があったなら生活習慣の見直しなど、指導を受け、必ず実践しましょう。

たとえ遺伝因子として「インスリン分泌障害」が確認されている人でも、ライフスタイルにより糖尿病を発症するか、手前で止まるかはわかれるとされます。イエローカードが出たら、生活習慣を見直して健康を守るのが賢明です。

Case Presentation 1 ▼【45歳、男性】

肩こりじゃなかった！ 一病息災に転じた事例

事務職のAさんは長い間、肩こりに悩みながらも「デスクワークだから仕方がない」と思っていたそうです。少しでもラクになりたいと、YouTubeでエクササイズを探し、毎日、いろいろな体操を試していました。しかし、直後はラクになっても、またすぐ痛みが出て、ストレスは溜まる一方でした。

イライラが募ると、ついつい間食をしてしまい、食事の量が増えていきました。元々は「ややぽっちゃり」な体型でしたが、体重が増加し、ズボンのウエストがきつく感じ、サイズを上げてすべて買い直したとのこと。

肩こりも悪化するばかりで、体調もすぐれません。疲れやすく、喉が渇いて仕方がないので、いつもペットボトル飲料を携帯していなければ不安になってきました。その頃には、エクササイズをやる気力も失せていたそうです。「このままではいけない。何か、病気かもしれない」。ある日、意を決し内科を受診したそうです。

血液検査の結果、主治医から糖尿病の診断が告げられました。ただちに経口血糖降下薬の服用が始まり、同時に生活習慣を見直す必要に迫られたのです。

主治医の指導のもと、食事療法と運動療法を始めました。間食を控え、バランスのいい食事を心がけ、適度な運動を習慣にしました。

それで、ネットサーフィンで隙間時間にできる運動を探していて、私が動画配信をしているYouTubeチャンネルを見つけ、肩のセルフケアにも前向きになってくれたようです。

約1年半、真剣に治療とセルフケアに取り組み、ゆっくり体重ダウン。体調も少しずつ改善していて、血糖値のコントロールができています。すると、あれほど悩んでいた肩こりがいつの間にかほぼ消えていた、とのこと。

私に肩こり解消の顛末を知らせてくれたAさん。メッセージの最後には、「今回の経験で、身体の不調は生活習慣と深く結びついていることを実感しました。これからも健康的な生活を続け、自分の身体を大切にしていきたいと思います」と書いてありました。

＊本書でご紹介するCase Presentationはすべて著者がご本人の内諾を得て、個人が特定されないよう配慮して掲載しています。

脂質異常症
（脂質異常症予備軍・高脂質な食生活）

☑ 脂質異常症も「背・首・肩の痛み」をまねく

先に糖尿病について述べたなかで、「糖尿病男性の『背・首・肩の痛み』リスクは1・64倍」とした論文（＊1）を取り上げました（31ページ）。

実は、この研究では糖尿病とともに「脂質異常症」との関連も調べていて、**脂質異常症ではない人に比べ、「背・首・肩の痛み」が頻発するリスク比が「脂質異常症の男性は1・19倍」「脂質異常症の女性は1・23倍」と示されています。**

糖尿病男性ほどではないですが、脂質異常症は男女ともリスクが示されました。

そもそも糖尿病と脂質異常症は「背景となる生活習慣」がほぼ同様です。またどちらの病気も遺伝的要素などさまざまな原因も関係し、病態が複雑な場合があるのも似ています。

糖質や脂質の摂りすぎと運動不足から内臓脂肪が増え、肥満し、高血圧や高血糖、脂質代謝異常につながる。いわゆるメタボリックシンドロームの負の関係性のなかで、個々の体質などによって突出する症状・疾患が異なるわけですが、いずれ両方の疾患を合併していくこともめずらしくはありません。

脂質異常症の全患者の4割は続発性高脂血症といって、糖尿病や甲状腺機能低下症などのほか、腎臓や肝臓の病気、薬の服用が原因で脂質代謝異常が起きるものとされます。こうした一連の流れについて詳しく知りたい方は、「メタボリックドミノ」で調べてみてください。

さらに、血糖値が高くなっても自覚症状は乏しいのと同じで、**脂質代謝異常が起きても自覚症状はほぼなく、動脈硬化から狭心症や心筋梗塞、脳梗塞などの重大な合併**

症が起きるまで気づきづらい。早期発見が大切なのに、難しい点も似ています。

そして、糖尿病の項で、糖尿病によって肩こりが起こるメカニズムとして「インスリン抵抗性が生じる↓筋肉や脂肪組織の血流悪化↓肩こり」を紹介しましたが、このなかの「脂肪組織の血流悪化」は脂質代謝異常に関係し、インスリン抵抗性をさらに悪化させることが明らかです（＊4）。

糖尿病が「じゃないほうの肩こり」を起こす原因の1つなら、脂質異常症も同様に可能性が考えられる。それは私のこれまでの肩トラブルの臨床感とも重なります。

つらい肩こりは「無症状の病気の1つのサインかもしれない」と注意を向けてみるのが賢明です。

健康診断で脂質異常症のリスクを確かめ、脂質代謝異常を起こす生活習慣は見直す。それはメタボリックシンドロームの先にある動脈硬化や高血圧の悪化、脳卒中、認知症などを防ぐための攻めのアクションです。先手を打って、未来の健康を守りましょう。

なお、脂質異常症は、以前は「高脂血症」と言われていました。現在は、血清コレステロールや血清トリグリセライドの異常高値をいう「高脂血症」に加え、HDLコレステロールの異常低値なども含めた総称として「脂質異常症」と呼ばれています。

Case Presentation 2 ▶【52歳、女性】

つらい肩こりはドロドロ血液が原因!?

Bさんは40代から産業医に「高脂血症のリスク」を指摘されていました。しかし、体調が悪いという自覚はなかったので、大好きな脂っこい食事をやめる気にはなれませんでした。揚げ物や焼肉が大好物で、週に何度も食べていました。食欲旺盛なことからむしろ、自分の健康に自信があったそうです。

ただし、肩こりにだけは何年も悩まされてきました。セルフストレッチやエクササイズ、姿勢の改善に努め、デスクワーク中も定期的に休憩をとって、肩を動かしていました。

さらに、マッサージや注射、凝りをほぐす薬など、いろいろ探して、すべて試しましたが、ラクにならないため、半ば諦めていたと言います。

52歳となった年の健康診断で「悪玉コレステロール（LDLコレステロール）が高すぎます。数値は189㎎／㎗。このままだと心筋梗塞や脳梗塞のリスクが高い」と厳しく注意され、その後、紹介されたクリニックで服薬治療を開始することになりました。

さすがに危機感を覚え、食生活を見直すことにしたBさん。脂っこい食事を控え、野菜や魚中心の食事に転換しました。すると食生活を改善して数カ月が経った頃、ふと肩こりが軽くなっているのに気づきました。

最初は気のせいかとも思いましたが、しばらく様子を見ていて、肩の重さや痛みが和らいでいると確信。定期受診の際、主治医にそのことを話すと、「高脂血症が肩こりの原因の1つだった可能性があります。

メカニズムはあくまでも仮説ですが、血液中の脂質が多いと血流が悪くなり、筋肉に十分な酸素や栄養が行き届かず、肩こりを引き起こす可能性があるのです」

と説明されました。

アゴ・歯の問題
（ブラキシズム〈食いしばり・歯ぎしり〉）

意外なつながり、肩こりと「アゴの痛みや口の開けにくさ」

一般的には、まだあまり注目されていないかもしれませんが、**整形外科医療に携わる人の間で、さまざまな不調や病気と関係しているのではないかと懸念されているのが「アゴ・歯の問題」です。**

なかでも患者さんは自覚していない**「ブラキシズム」**が心身に影響しているのではないかと考えられることは増えていて、私が「肩の問題」で患者さんを診察するときにも、「ブラキシズム」の悪影響を考える場面は増えています。

ブラキシズムとは耳慣れない言葉かもしれませんが、**上下の歯を噛みしめている「食いしばり」と、下顎の運動を伴う「歯ぎしり」**のことです。

本来なら、上下の歯は食事や会話など必要なとき以外、接触していないもの。しかし脳の興奮やストレスなど、多くの原因の影響でアゴの筋肉（咀嚼筋）がほぼ無意識に動き、「食いしばり」「歯ぎしり」をしている人が増えているのです。ここで言う「食いしばり」は奥歯をぐっと噛み締めているとは限らず、上下の歯が弱い力で接触しているような場合も含みます。

そのような無意識のブラキシズムは睡眠中に限らず、覚醒時、つまり日中にも増えていて、寝ているときに現れるのを「睡眠時ブラキシズム」、起きているときに現れるのを「覚醒時ブラキシズム」と呼びます。

睡眠時ブラキシズムは、そのほとんどが覚醒前、脳がはたらき始め、全身の緊張を促す交感神経の活動が活発になっていく過程で起こるとされます。つまり、脳からの指令で、誰にでもある程度は起きること。ですから病的でない場合、健康に影響はほとんどありません。
ただし病的なケースでは、背景に胃酸の逆流や睡眠時無呼吸症候群などの病気があったり、過度なストレスや、飲酒・喫煙の影響もあると考えられています。

病的かどうかの目安は、起きたときに「歯が痛い」「口が開かない」「歯に圧迫感」「歯が浮く」といった不快な症状を感じるか。また、病的なブラキシズムでは歯や、歯の治療で被せたセラミックやインプラントの破損も起こり、そうした口腔環境の悪化が歯周病を悪化させる原因になることもあるとされます。

一方、覚醒時ブラキシズムのなかで特に問題視されているのは、緊張、不安、ストレスを感じるなど交感神経優位の状況下で、アゴの筋肉が収縮してアゴが閉じ、上下の歯が弱い力で接触し続ける**「上下歯列接触癖〈TCH〉」**になっているケースです。
現段階では仮説ながら、たとえ力は弱くても、歯や歯茎に長時間、力がかかり続けることから歯周病など歯のトラブルが「治りにくい」状態が続くと指摘されます。また、歯の根の周囲の血流が悪くなったり、神経が刺激され続けたりすることから、噛み合わせや顎関節症などのトラブルにつながるとも考えられています。

「上下歯列接触癖〈TCH〉」の原因としては姿勢の影響も指摘されていて、パソコンやスマートフォンの操作で、長時間、うつむきがちでいることから起こりやすくなるとされています。

さらに、噛む力が加わらなくても、上下の歯が接触することでアゴの筋肉が緊張し、いっそう歯を押し付け合うようになる、アゴの筋肉の反射的な収縮が起こる可能性も指摘されています。


「5分間意識的に上下の歯の隙間を維持する」「5分間意識的に上下の歯を接触し続けてみる」この両方を試してみて、どちらの方が楽に感じられたかが目安となります。

このうち、「上下の歯が接触している方が楽に感じられた」という方は、TCHが疑われます。

「上下歯列接触癖〈TCH〉」を放置していると、首や肩などの筋肉の過緊張や血流悪化、呼吸の低下といった不調につながる可能性は否めません。

世界で見れば「4人に1人」が何らかのブラキシズム

2024年の国際的な系統レビュー研究（Zieliński ら）では、世界全体の総合的なブラキシズム有病率は約22・2%と推計されました。内訳を見ると、睡眠時ブラキシズムが約21%、覚醒時ブラキシズムが約23%であり、およそ4人に1人が何らかの覚醒時ブラキシズムを経験している計算になります（＊5）。

また別に、ブラキシズム、顎関節症、頸椎障害との関連を調べた研究では、ブラキシズムと首の問題（肩こり）との関連性が示されています（＊6）。この研究では、**顎関節症は、いずれ頭や首の痛み、首の運動障害などを起こす可能性がある「予測因子」である**とも報告されています。

日本で同程度の人にブラキシズムがあるとは言えませんが、似たような現代生活をしているのですから、日本人だけ極端に少ないとも考えにくいです。つらい肩こりがあるなら、ブラキシズムが原因の1つかもしれないとも考えてみましょう。

少し意識的になったり、家族に協力してもらったりすれば、ブラキシズムが習慣になっているかどうかは見当をつけることができます。可能性がある場合は、ブラキシズムの治療ができる歯科を受診し、治療について相談してみましょう。

Case Presentation 3 ▸【38歳、女性】

マウスピース着用&ストレス管理で肩こり解消

重い肩こりを訴えて外来に見えたCさん。診察のなかで知覚過敏や歯の詰め物が外れやすいなど、歯に関する悩みが多くあることがわかりました。

歯磨きはじめ口腔ケアをしっかりしているのに、どうしてだろうと不思議に思っているとのこと。そこで、肩の診察をして、一般的な肩こりであることを確認し、肩の治療を提案したうえで、ブラキシズムについて話し、治療できる歯科でも診察を受けてみることを提案しました。

受診した歯科ではやはり「歯ぎしりや食いしばりの習慣」が指摘され、歯科医の説明を聞いたCさん自身も、仕事中や寝ている間に無意識に歯を食いしばっていることが多いかもしれないと思い当たったそうです。

歯科では、マウスピースの使用や、日中のストレス管理についてもアドバイスを受けました。早速、就寝時にマウスピースを装着し、日中も意識的にリラックスするよう心がけました。

すると、歯の問題が改善する前に肩こりが軽くなりました。歯ぎしりや食いしばりが肩こりの原因として大きかったのでしょう。

Cさんは「今回の経験で、身体の不調はさまざまな要因が絡み合っていることを実感しました」と話しています。

アレルギー疾患

花粉症や皮膚炎、鼻炎、ぜんそくなども肩こりにつながりやすい

現代ではさまざまなアレルギー疾患で悩んでいる人が多いです。いくつかのアレルギー疾患をもち、症状の増悪を体験している人も少なくないでしょう。

本来なら全身のバリアである皮膚のトラブルや、生命活動に欠かせない呼吸器系のトラブル、そしていのちの糧である食べ物によるトラブルなど、多様なアレルギー疾患があり、患者数は増えているとされています。

症状のために生活に支障をきたし、つらい思いをされている人が多いと思いますの

で、少しでもラクになっていただきたく、本項で取り上げました。

これらの病気についての解説は専門書に譲ることとして、**ここではいずれのアレルギーも肩こりなどの慢性疼痛をまねいたり、悪化させたりする可能性が指摘されている**ことをご紹介します。

海外で発表された研究論文を読んでみました（*7、8）。要約すると、以下のような指摘があります。

- いくつかのアレルギー疾患が合併すると炎症反応や痛みを感じる作用が強まり、ほかの慢性疼痛などを悪化させる可能性がある
- 慢性的な筋肉痛には食物アレルギーが関係していることがある
- アレルギーの既往歴がある人は、背中の痛みやうつ病に罹患している可能性が50％も高い
- アレルギー体質の人の背部痛は、体幹の筋肉と呼吸筋（横隔膜と腹横筋）の変化による「姿勢を維持する力の低下」の結果。また、くしゃみや咳が体幹筋に負担

をかけ、脊椎への負荷を増し、「痛みの発生」に拍車をかけている

つまり、アレルギー疾患と肩こりなどの慢性疼痛増悪のメカニズムは、現段階では仮説ではあるものの、**「アレルギー疾患による呼吸筋への負担」「アレルギー疾患によって体内で起こる炎症の負担」の両方が関係している**とされているのです。

風邪でもくしゃみや咳が続くと、疲れを感じますね。それで肩や背中のこりや痛みが生じるのは理解しやすい。

一方で、炎症反応が関係するというのは、興味深い示唆で、さらに詳しい研究が待たれます。というのも**「身体のなかで起こる炎症」**はいま医療分野の注目トピックで、がんと炎症の関係なども盛んに研究されているからです。

とはいえ、研究が進むのを待っているわけにもいきません。セルフケアをしても解消できないつらい肩こりがあるなら視点を変えて、少しでもつらい症状を軽減しましょう。

アレルギー疾患の有無を確かめ、アレルギー疾患があったなら、それにしっかり対

処することが、肩こり解消にも早道かもしれない。アレルギー疾患と肩こりを分けて考えないで、一旦、アレルギー疾患の治療に集中してみるのです。

「免疫力アップ」のうたい文句には要注意

最近、少し注意深く表現されるようになってきましたが、まだ「免疫力アップ」や「免疫増強」「免疫力を高める」などとうたう商品や健康情報がなくなってはいません。**しかし、免疫力は強く、高ければいいというものではありません。**

アレルギー疾患には、自己免疫反応が強すぎて起こるメカニズムがあり、アレルギー疾患を原因とする場合の肩こりは、免疫系が「高すぎる（崩れている）」せいで起きているとも言えるからです。

免疫力を高めようという風潮はやや安易で、あえて言うなら「免疫力を整える・崩さない」が◎。

それも何か飲んだり、食べたりして、さっと整ったりするものではなく、地道な健康づくりや病気の治療の積み重ねで養われるものです。１９８ページでサプリメントや健康食品について述べていますので、そちらも参考にしてください。

Case Presentation 4 ▸【22歳、女性】

乙女を悩ませた「小学生からの肩こり」解消事例

小児期からぜんそくと花粉症、果物アレルギーがあったDさん。10代から肩こりも強く、周りの同世代の人との違いに困惑もしていました。

友人が「にきび」や「前髪」で悩んでいたとき、「肩こり」で悩んでいるとはとても言えず、寂しい思いもしました。

成人した頃、アレルギー専門クリニックが近所にできたので受診し専門的な治療を開始したところ、種々のアレルギー症状が改善し、同時に肩こりも徐々に軽減しました。現在は趣味と運動を兼ねて余暇にヨガレッスンを続けていて、体調は劇的に良くなったそうです。

眼精疲労

いまどきの「デジタル眼精疲労」から肩こりになる

「目が疲れて、肩がこる」。そう言われれば、みなさん「それは一般的な肩こりでは？」と思われるかもしれません。

しかし、肩こりの原因として「目の疲れ」は「不良姿勢」ほど認識されていません。どこかで「姿勢が悪いから、目も疲れて、肩がこる」という具合に、混同されているのです。

ところが、実際にはいい姿勢でも、不良姿勢でも、目は疲れることがあります。

現代では眼精疲労、いわゆる「疲れ目」を自覚している人は大変多いと思います。それは**「目を動かさない」**ために起こる疲労で、デジタル眼精疲労（VDT症候群とも呼ばれ、その場合、眼精疲労は主症状の1つ）です。

主として、同じ距離でモニターの画面を見続ける。焦点距離が変わらず、目の周りの筋肉がこる。結果、姿勢の良し悪しにかかわらず、目は疲れ、肩こりをまねくのです。そこで、今回はあえて眼精疲労を「〝じゃないほう〟の肩こり　第1群」で紹介することにしました。

新型コロナパンデミックでリモートワーク、オンライン授業が広がり、成人に限らず、あらゆる世代にこのタイプの「目の疲れ→肩こり」が慢性化してしまった人が多いのではないか。私は仮説を立てて、医学論文を探してみました。

すると、コロナ大流行後、医学部の学生を対象にデジタル眼精疲労の有病率などを調べた研究や、デジタル眼精疲労と骨格筋の慢性疼痛などとの関連を調べた研究もありましたのでご紹介しましょう。

モニター凝視1日8時間、眼精疲労有病率90％超

最初にご紹介するのは、カトマンズ医科大学教育病院の医学部の全学生を対象にした研究です（＊9）。

同校はコロナ禍ではオンライン授業を行っていました。計208名の学生たちは平均11・39（±5・2）カ月の間、オンライン授業を受けていたそうです。オンライン授業開始後の画面使用時間は1日に平均7・93（±2・44）時間となり、以前と比較し91・54％も使用時間が増えていたことが明らかになりました。学生たちはビジネスパーソン並みに、日々モニターの画面を見ていた、ということですね。

結果、デジタル眼精疲労の有病率はなんと90・8％（有効回答189）でした。大学ではデジタル眼精疲労について意識を高め、症状を軽減する習慣を身につけることが重要と啓発しています。

一方、デジタル眼精疲労と筋肉の慢性疼痛などとの関連を調べた研究（＊10）で、患

者の主な症状は「眼の不快感（目の充血、かゆみ）」「ドライアイ」でした。そして首のこり、首の痛み、頭痛、背部痛、肩の痛みといった筋骨格系の症状を引き起こすことも示されています。

これらの症状は、コンピュータ画面の不適切な配置、不適切なテーブルやイスの高さ、眼球と画面の間の不適切な距離による二次的な姿勢の問題と関連し、結果、筋肉の不必要な伸張や前屈が生じ、筋挫傷が起きることによると説明されています。

先に「いい姿勢でも、不良姿勢でも、目は疲れる」と述べましたが、それは「目を動かさない」場合においてのこと。目の疲労についてはそう言えても、筋肉の症状に関しては、いい姿勢をとるに越したことはないようです。

とはいえ「いい姿勢」という定義も曖昧で、「いい姿勢」で居続けることはほぼ不可能であり、居続けられたとしても、それはそれで問題があります。詳しくは第5章で解説しますので、そちらも参考にしてください。

「20分・20秒・20フィート」で目を労って！

パンデミックが収束し、リモートワークやオンライン授業ではなくなっても、デジタル眼精疲労が起きやすい「環境」は変わりません。

そもそもコロナパンデミックが起こるずっと前から、1日8時間どころではなく、もっと長時間、モニターの画面を見続ける仕事をしている人も少なくないでしょう。そんなみなさんの目の疲れは、きっと自分で自覚している以上だと思います。

私もパソコンで動画編集などしていると時間をつい忘れてしまいます。他人事ではないですね。とはいえ、モニターを見ずにはできませんから、自力で目を労わらなくては。**アメリカの眼科学会が紹介している方法**で「目の休憩」を作業にはさみ、目を休めるように努めています。

それは「20分・20秒・20フィート」の法則で、パソコン作業を20分行ったら、20秒、20フィート（約6メートル）以上の遠くをぼんやり見る、というものです。これで焦点を調整する目の周りの筋肉をリラックスさせ、視細胞の機能回復にも役立つとのことで、覚えやすいので続けられています。

また、作業中に時折、第5章で紹介している**「自然に『ハイパワーポーズ』になるPC環境」**に切り換えると、自ずと焦点距離が変わるので、ぜひお役立てください。

Case Presentation 5 ▸【35歳、男性】

目を休める習慣で、肩もラクになる！

Eさんは「デスクワークが肩こりの原因になる」のは学んで理解していたので、常に姿勢を意識し、定期的な運動も習慣化していました。

しかし入社して8年目を過ぎ、任される仕事が増えて、勤務時間も延びるようになってから、肩こりがコントロールできなくなってきました。

同時に目のかすみや疲労感、視力の低下が気になるようになっていたそうです。最初は疲れのせいだろうと思っていましたが、症状は悪化する一方だったので、眼科を受診しました。

眼科の主治医は「眼精疲労」と診断し、適切な対策を教えてくれました。パソコン作業の合間に定期的な休憩をとり「目を休める」こと、目のストレッチ、適切な照明環境の整備などです。

Eさんとしては「休憩はこれまでもとってきたが、目を休めるという発想はなかった」そうで、驚きました。

そしてこれらの対策を実践し始めると、目の疲れが徐々に軽減されていき、同時に肩こりも改善していったのです。以後、仕事中も目と身体のケアをしっかり行い、健康的に働いています。

うつ病（抑うつ）

気分の障害は「慢性的な肩甲骨から背中の痛み」のモトに！

ひと昔前はよく「うつは心の風邪」などと言われました。確かに、一時的な気分の落ち込みは誰にでもあることで、風邪のように放っておいても、時間が経てば治ると考えて、大きな間違いはないです。

ただし、風邪も長引かせてしまうと万病のモトとなる可能性があります。同様に、一時的ではない「抑うつ」、繰り返す「抑うつ」は軽視してはいけません。

うつ状態が２週間以上続き、生活に支障が出ているなら、それは治療が必要な「う

つ病」の可能性があります。

うつ病は、気分症（気分障害）という精神科領域の疾患分類に入る精神疾患の1つ。気分の落ち込みと、興味・関心や喜びの喪失など「抑うつ」を基本に、さまざまな症状が出て、その程度が著しく、長期間にわたって苦痛が、生活に影響する病気です。

「うつ病ならストレスが原因で、ストレスは一般的に肩こりの原因とされますよね。それならば、じゃないほうじゃないのでは？」

そのように思う方もいらっしゃるかもしれませんが、うつ病の原因はストレスとは限りません。

大きなストレスに反応して起こる心因性のうつ病（反応性うつ病・神経症性うつ病）もありますが、ストレスはうつ病発症のきっかけにすぎないこともあり、脳の障害（内因性／遺伝因子や、病気になる前の性格と関係する）やほかの疾患、薬物療法などが原因（外因性）で、うつ病になることもあります。

現在の診断基準では、抑うつ状態がうつ病の基準を満たしていれば、内因性、心因性など発症の要因を問わずうつ病と診断されます(外因性の可能性が除外された場合)。

そして、うつ病を含め気分症では気分・感情に関わる症状を基本に、多様な精神症状・身体症状が出て、身体症状の1つとして肩や肩甲骨周囲を含む背中のこり、慢性的な痛みが出ることがあるのです。

そこで、「じゃないほうの肩こり」として**「うつ病によって肩こりになることがある」**と覚えておきましょう。

ある研究では、うつ病の患者さんでは男女ともに、慢性的な首の痛みや肩こり(慢性頸部痛〈CNP〉)の有病率は上がることが確認されています(＊11)。また、慢性的な肩甲骨から背中の痛みと関連性のある因子を調べた研究でも、ストレス、苦痛、不安などとともにうつ病が有意な因子だと確認されています(＊12)。

Case Presentation 6 ▶【35歳、女性】

肩こりで病院に行くなんて大げさ？

肩こりがひどく、朝起きた瞬間から肩が重かったF子さん。デスクワークが多い仕事のせいだと思い、最初はあまり気にしていませんでした。しかし、日を追うごとに肩こりは悪化して、頭痛や、めまいも出て、仕事に遅刻することが増えました。気分もどんどん落ち込んでいき、何をするにもやる気が出なくなっていったそうです。

「これはいけない」と考え、マッサージや整体に通い、週に数回、高額な施術を受け、肩こりに効くと噂のサプリメントも試しましたが、一向に改善せず、ますます身体が重く感じられるようになりました。

あまりにつらそうなF子さんを見兼ねた友人から病院に行くことを勧められ、「肩こりで病院に行くなんて大げさだ」と思いながらも、一旦、内科を受診しました。しかし、そこでは特に異常は見つからず、「もしかしたら精神的な疲れかもしれませんね」と、心療内科を紹介されました。

受診してよかった。うつ病治療で肩こりも緩和!

心療内科の主治医は親身になってF子さんの話を聞き、症状や最近の生活の変化、仕事上のストレスなどを詳しく聞き取り、「うつ病の可能性があります」と診断しました。F子さんは、最初は信じられない気持ちでしたが、病気について説明を受けると、自分に当てはまる点が多いと気づき、治療を始めました。

当初は薬物療法とカウンセリング、意識的に休息時間を増やし、3カ月後から認知行動療法を受けたところ、徐々に気分が安定してきました。すると同時に悩んでいた肩こりも緩和していったとのことです。

治療開始から約1年後の現在も、うつ病の再発を防ぐため服薬治療を続けているそうですが、残っている肩こりをセルフケアで解消できないかと考え、私の著書を読み、外来を訪ねて来て、この顛末を話してくれました。

「うつ病だとわかって、治療のおかげで少しラクになったので、自分で自分をケアして肩こりを治したいと思えました」と言っておられたので、私は前向きさを確認し、総合的に回復に向かっていると感じました。

この肩こり、原因は「うつ病」かもと思ったら？

Case Presentation 6のF子さんもそうでしたが、「肩こりで病院は大げさ」と考える人は少なくないようです。そのため「じゃないほうの肩こり」は見つかりにくいわけですね。

さらに、「うつ病」も精神症状ではなく、身体症状だけを訴えて病院にかかる人が多い(*13)ことなどから、見つかりにくい病気のようです。

うつ病の受診の目安として、精神科医以外の医師がうつ病を疑ったとき、専門医に紹介するかを判断する方法の1つをご紹介します。

繰り返しになりますが、「じゃないほうの肩こり」も、一般的な肩こり自体の症状は同様なので、うつ病のスクリーニング検査を利用します。

何らかの病気の治療中（服薬中）ではない人が、食欲の変化・体重の急な増減・睡眠障害・めまい・動悸・頭痛・腹痛・背部痛（首こり、肩こり、腰痛）・呼吸困難感・下痢・便秘・しびれ・月経不順といった身体症状が2週間以上続いているなら、次の2つの質問に答えてもらう、という方法です。

- この1カ月、気分が沈んだり、憂うつになったりすることが「よくあった」か
- この1カ月、物事に対して興味がわかない、あるいは心から楽しめない感じが「よくあった」か

「よくあった」というのは、ほとんど1日中、ほぼ毎日あるということです。

2つの質問のどちらかでもYESならば「うつ病」の可能性があると考えて、精神

科や心療内科の診察につなぎます。みなさんも、うつ病の可能性のジャッジとして利用し、どちらかでもYESならば医療にアクセスしましょう。

なお、日本で患者数の多い精神疾患は「気分障害」でうつ病も含まれます。さらに、次に多い「神経症性障害（ストレス関連障害など）」の要素もうつ病にはあるので、本当に身近な病態だと感じています。

厚生労働省が2020年にまとめた「患者調査」では「気分障害」と「神経症性障害（ストレス関連障害など）」はともに2017年頃から右肩上がりで患者数が増えていることがわかっています。

患者数の推移を見ると、こうした病気は、現代では誰にとっても「身近な病気」であると考えられ、脳と精神疲労をコントロールすることの大切さを思います。

第5章で紹介するハイパワーポーズや体操は、そのリフレッシュにもお役立ていただけますので、ぜひ習慣にしてください。

睡眠障害

「眠れない」から始まる肩こり、首・肩の痛みもある

身体のどこかに慢性的な痛みがあって「なかなか寝つけない」「何度も目が覚める」「予定時間より早く起き、もう一度眠れない」といった問題が起こる。そうした因果は容易に想像できますし、みなさん、人生において一度や二度は、経験があるのではないでしょうか。

こうした負の連鎖は実際に起こりやすく、それについての研究は多数あります。しかし、その逆はどうでしょうか。

睡眠障害がどのくらい慢性疼痛の原因になるのか。世界の論文を当たってみても、数多くは研究されていないことがわかりました。とはいえ、いくつか見つけることができ、内容的には**「睡眠障害から慢性疼痛になることがある」**と考えていいようです。

このあと紹介する研究の1つ（＊14）では、慢性疼痛のリスクについて、睡眠の問題が「全くない」と報告した人と比べ、睡眠の問題が「時々ある」人は23～32％UP、睡眠の問題が「しばしばある／いつもある」人は51～66％UPと報告されていました。

さらに、

- 睡眠の問題は新たな痛みを生じさせたり、慢性的な痛みの悪化を引き起こす（＊15）
- 不眠症が慢性疼痛や疼痛状態の悪化をまねく（＊16）
- 睡眠不足は痛みを感じる感覚（痛覚）を過敏にする。さらに、睡眠不足は「オピオイド」や「セロトニン」といった脳への痛みの伝達を抑制する作用をもつ鎮痛薬での治療を妨げる可能性がある（＊17）

- 睡眠の量または質の不足は、青年期、特に女子の首、肩、腰の痛みのリスクに（*18）

といった報告もありました。

不眠の有無と疼痛リスクの正の関係もさることながら、注目すべきは、睡眠不足と「痛覚過敏」や、脳内の痛みの伝達との関係です。

睡眠不足だと、イメージとしては「頭がぼーっとする」などし、鈍感になりそうですが、痛みというネガティブな感覚は鋭敏になる可能性が示されているわけです。

すると（少々ややこしいですが）、睡眠障害が「痛みを強め」、さらに負の連鎖で「睡眠障害を悪化させ」「より痛みを強める」。大変残念な悪循環が回ってしまう、と言えますね。

眠りの悩み、治療の目安は「週3夜、3カ月」

睡眠障害とは、主に「なかなか寝つけない（入眠困難）」「何度も目が覚める（中途覚醒・睡眠維持困難）」「予定時間より早く起き、もう一度眠れない（早朝覚醒）」といった眠りの悩みが生じるもの。主な診断名は「不眠症」です。

ぐっすり眠った爽快感がない（熟眠困難）状態を伴い、睡眠不足や睡眠の質の低下によって、苦痛を感じ、生活に支障をきたします。そして、睡眠に障害が出ると、「覚醒」にも影響を及ぼすことが少なくないため、「概日リズム睡眠・覚醒障害」と診断されることもあります。

不眠症の場合、原因として最も多いのは「生活上のストレス」「環境の変化」とされます。ほかに原因となる身体症状として「呼吸障害」「かゆみ」「痛み（重い肩こりも含まれるでしょう）」「頻繁な尿意」が多く、また、利用している薬の副作用で起こることもあります。

一過性なら「不眠症」とは診断されませんが、そもそも不眠の症状は慢性化しやすいメカニズムがあると考えられています。

不眠が続くと、眠れないことに対する恐怖感が芽ばえてしまい、心身を緊張させる交感神経の活動が亢進してしまうのです。「寝よう、寝なくちゃ」と思うと、目が冴えるというのも、みなさん一度は経験したことがあるのではないかと思いますが、まさにそれは交感神経優位の状態です。

そして、この状態で眠るために過剰な「努力」をして、それが仇になってしまい、より睡眠にこだわり、不眠を慢性化させてしまうケースがあるので、慢性化には個々の性格が関連しやすいと考えられています。

真面目で神経質、不安になりやすい人ほど、不眠症になりやすい、とされているのです(＊19)。

眠りの異常をしばらく感じているなら、悩みを深め、当てのない「努力」をする前に、早めに専門医に相談し、必要な治療を開始しましょう。不眠症診断の目安とされるのは「週に3夜、3カ月間続く」ですが、これを待つ必要はありません。

不眠症では、快適に眠れるようになるために必要なことを教わる「睡眠衛生指導」、睡眠の記録をつけるなどして、行動修正をしやすくする「認知行動療法」の治療を受けるのが標準的です。また、睡眠薬を用いた薬物療法もあり、近年は副作用が少なく、依存が形成されにくい薬が選択されています。

眠りに悩んだら、医学的根拠のあるセルフケアを

先に、不眠の悩みをもつ人は、眠るために過剰な努力をし、それが仇になることがあると述べましたが、過剰な「入眠儀式」などは別とし、一般的なセルフケアがNGなのではありません。

不眠の治療で「睡眠衛生指導」などもあるとおり、医学的根拠の明らかなセルフケア法もあります。参考までに厚生労働省の研究班によってまとめられた「睡眠障害対処12の指針」をご紹介しておきましょう（79ページ）。

これと自分自身の暮らしや睡眠とを比べてみれば、どのような行動を見直せばセルフケアになるかがわかります。

不眠の悩みの原因として思い当たることがあるか、「睡眠障害対処12の指針」と比較して、自分のライフスタイルはどうか。チェックしたらメモをとっておき、専門医を受診するときは情報提供するといいでしょう。

また、睡眠障害と痛みの悪循環を止めるために、セルフケアでできることを示唆する研究もありました。

- 睡眠に問題があると腰や首、肩の慢性的な痛みのリスクを高めるが、定期的に運動し、標準体重をキープすれば、このリスクを減らす可能性がある（＊14）
- スプリング枕とゴム枕の使用は、慢性的な首や肩の痛み、睡眠障害を軽減し、睡眠の満足度を高めるのに効果的（＊20）
- マットレスは中程度の硬度で、好みに応じて微調整できることが、睡眠の快適性・質、自然な背骨のカーブの維持に適している（＊21）

	睡眠障害対処12の指針
1	睡眠時間は人それぞれ、 日中の眠気で困らなければ十分
2	刺激物を避け、 眠る前には自分なりのリラックス法
3	眠たくなってから床に就く、 就床時刻にこだわりすぎない
4	同じ時刻に毎日起床
5	光の利用でよい睡眠
6	規則正しい3度の食事、 規則的な運動習慣
7	昼寝をするなら、 15時前の20～30分
8	眠りが浅いときは、 むしろ積極的に遅寝・早起きに
9	睡眠中の激しいイビキ・呼吸停止や足の ぴくつき・むずむず感は要注意
10	十分眠っても日中の眠気が強いときは 専門医に
11	睡眠薬代わりの寝酒は不眠のもと
12	睡眠薬は医師の指示で正しく使えば安全

不眠症と診断されるほどではなくても、眠りの悩みを感じるようになったら、「眠れないこと」に必要以上にフォーカスして考えず、暮らしや活動を見直し、活発な生活で体調の維持をしていく。日中、しっかり動いて、夜間の自然な眠気を誘うのです。

また、寝具を見直し、睡眠環境を整えるのも◎。毎晩使うものなのですから、枕やマットレスは質や機能性を追求して、すこし値が張るものを使ってもいいかもしれません。

不眠症が慢性化する過程では、「自分の寝室＝眠れない場所」という条件づけ学習が成立してしまうことがあるようです。その場合、寝る部屋を変えてみるというのも有効でしょう。

Case Presentation 7 ▶【40歳、男性】

生活習慣から「睡眠障害↓つらい肩こり↓パフォーマンス低下」に

Gさんは1週間ほど前から肩こりが悪化し、困っていると訴えて外来に見えました。Gさんは、肩こりの理由は「デスクワークが長いせい」で、ご自分で姿勢に気をつけたり、ストレッチを試したりしたと話しました。

しかしいっこうに改善せず、肩の重さや痛みが増すばかりで、ついに仕事にも集中できなくなってしまったそうです。

お話を聞いても、「この1週間」に急激に肩こりが悪化する理由がわかりませんでしたから、さらに最近の生活について詳しく尋ねました。

すると「この数カ月は睡眠の質も悪い」と言います。さらに、なかなか寝つけない日々が続き、寝つきをよくしようと、就寝前にお酒を飲むようになり、次第に飲酒量が増えていっている、とも。もはや寝酒というような量ではなく、ほぼ毎晩、深酒をする習慣になっていることがわかりました。

また仕事が忙しく、食事の時間が不規則になり、夕食が深夜になることが増えていました。お腹が空いているので、ついついラーメンや揚げものなど、すぐ食べられて、ハイカロリーのものに手が出ます。

さらに、休日には疲れをとるため、1時間以上の昼寝をし、起きていても寝転んで、だらだら過ごす日が増えていました。

深夜の食事&深酒、長時間の昼寝。いずれも睡眠の質を低下させたと考えられます。

よくよく聞けば、新しいプロジェクトに参加する数カ月前の肩こりは、気にも留めていない程度のものだったようですから、睡眠障害から肩こりに連鎖し、悪化したと考えるほうが自然でした。

寝酒は一時的に寝つきをよくするものの、深い睡眠を妨げるため逆効果とされます。深夜の重い食事も消化に時間がかかり、身体が休まらない原因になってしまいます。そして、長時間の昼寝は体内時計を狂わせ、夜の睡眠を妨げたでしょう。

私は、Gさんの希望で肩の異常の有無を確認し、整形外科的な問題は見つからなかったので、寝酒を控えること、夕食は軽めに、就寝2時間前までに済ませること、昼寝は30分以内にすることなどをアドバイスしました。

Gさんはその日から生活習慣を見直し、自分を律してアドバイスを実践してくれました。結果、翌月には夜も自然と眠れるようになり、肩こりも徐々に和らいできたと言うので、2回目の外来で卒業となりました。

なお、アルコールの適量は女性ならびに高齢男性は純アルコール20g／日以下、男性は純アルコール40g／日以下とされます。

純アルコール20gというのは、ビールなら中瓶1本、ワインならグラス2杯、ウイスキーならダブル1杯、日本酒なら1合、です。

そして週に2日、連続して飲酒しない日をもつことが推奨されています。

「痛くてぜんぜん寝られない」は急ぎ受診を！

もしもある夜、急に、肩や首の痛みのあまり「まったく眠れない」というときがあったら、「夜間痛」と言い、肩や首、もしくは身体のどこかに何らかの異常が起きている恐れもあります。急を要する場合もあるので、病院を受診することを考えましょう。

急ぎ受診が必要な状態を**「レッドフラッグサイン」**と呼びますが、「眠れないほどの痛み」もサインの1つなのです。どのようなサインが出ていたら、どうするか、次章で詳しく紹介します（108ページ）。

更年期障害

多様な「不快な症状」の1つに肩こり

女性の場合、閉経前後の5年間の計10年が「更年期」とされます。日本人の平均閉経年齢は50・5歳なので、45〜55歳に相当します。

卵巣機能の低下から女性ホルモンのエストロゲンが減少し、ホルモンバランスが大きく変わります。さらに人生において重要なライフイベントが重なりやすい時期ということもあって、特別な病気はないのに、自律神経失調症状（のぼせ、ほてり、冷え、動悸など）を中心とした症状が出やすくなるのです。

それを総称して「更年期障害」と呼ぶので、「更年期障害」という病気があるわけではなく、実際の症状は人それぞれで多様です。

ほとんど症状を感じず、普段どおりの生活を続けられる人もいれば、自律神経失調症状に加え精神神経症状（めまい、倦怠感、抑うつ、いらいら、睡眠障害など）や不定愁訴に悩まされ、起き上がれない日がある人もいます。

また、精神神経症状が強く、うつ病や悪性疾患の可能性を否定しづらいケースもあります。

そして更年期障害の期間も人によって違い、1年ほどで症状が落ち着く人もいれば、数年かかる人もいます。

そのように判断が難しい場合もある更年期障害ですが、**それまでは肩こりとは無縁だったのに、更年期に入ってから肩こりが始まった、という人は少なくない**ので、「腰痛」「肩こり」「関節痛」も更年期障害の不定愁訴の定番とされています。ほかに、更年期障害の不定愁訴では消化器症状（食欲不振）や皮膚症状（乾燥）、排尿障害などが多く見られます。

定番とはいえ「更年期障害で肩こりが起きた」とつなげて考える人は意外と少なく、「更年期障害」と「肩こり」を分けて考える人が多いようなので、今回は「〝じゃないほう〟の肩こり　第1群」で取り上げました。

なぜなら、肩こりなど骨格筋系症状と更年期障害との関連は、医学的に理由が考えられ、それをみなさんに知っておいていただきたいからです。

女性ホルモン減少で、筋肉量・筋力ともにダウン

骨格筋というのは20代をピークに、加齢とともに衰弱するものなのですが、更年期にエストロゲンが低下すると筋肉量、筋力の低下に拍車がかかります。結果として肩甲骨周囲筋のバランスが崩れたり、筋緊張を増悪させたりして、痛みが出る可能性があるとされています（＊22）。

ほかにも更年期障害と骨格筋に起こる症状の関係を研究した論文があり、以下のような指摘がされています。

● 更年期には首の痛みと腰痛が増える。そして閉経後の女性は、閉経前の女性と比較して骨格筋に起こる症状の有病率が高くなる（＊23）

またあくまで仮説ですが、先に述べたとおり更年期障害では抑うつや睡眠障害など「じゃないほうの肩こり」をまねく精神神経症状が出るので、それに連なって肩こりが起こることも考えられます。

肩こりも含め、更年期に「不快な症状」があり、ＱＯＬ（生活の質）の低下を感じたら、「更年期だから」「落ち着くまで待つしかない」と諦めず、自分に適した更年期障害の治療について総合的に相談できる医療にアクセスしましょう。

治療によって劇的に症状が改善するケースもあります。たとえ数カ月、数年でも、より快適に過ごせるように医療を利用し、適したセルフケアについてもアドバイスを受けてください。

なお、男性にも中・壮年期にホルモンバランスの変調をきたす時期がありますが、女性の「閉経前後」のようにハッキリとした時期はなく、時期も症状も個別性が高いとされています。

女性の更年期障害がエストロゲンなどの女性ホルモンに起因するのに対して、男性の場合はテストステロンなどの男性ホルモンの影響が大きくなります。いずれにしても**「性ホルモンが年齢とともに低下することが、健康に影響を及ぼす」**という意味では共通しています。

性ホルモン自体は生殖機能を担うものであるものの、そもそもホルモン自体、ほかのホルモン（インスリンや成長ホルモン、甲状腺ホルモンなど）と相互関係ではたらくものなので、結局、いずれかのホルモンの変調も身体全体の機能に影響を与えます。その一部分として「肩こり」症状が出る可能性は、男女とも否定しきれないという視点が必要です。

Case Presentation 8 ▸【50歳、女性】

女性はこりや痛みに悩むことも多い

Ｈさんは最近、急に肩こりがひどくなりました。これまでもデスクワークをした夜に肩がこるのを感じたことがありましたが、ストレッチや適度な運動ですぐ解消できていました。

しかし、ここ数カ月で肩こりが急激に悪化し、首や腰にも痛みを感じるようになったそうです。夜の眠りも妨げられることがあり、イライラや不安感が増してきて、日常生活に支障をきたすようになってしまいました。

それで「これはただの肩こりではないかもしれない」と考え、以前、肩脱臼の治療でご縁があった私に相談に来てくれました。

症状を詳しく聞き、「急に肩こりが増えた原因に何か思い当たることはありますか？」と尋ねると、「関係ないかもしれないけれど、最近は生理不順で、ほてりなど、いわゆる更年期ってやつかもしれません」とＨさん。

私が更年期障害と骨格筋系症状との関連について説明すると、「自分の不快な症状がすべてつながった気がします」と話していました。

その後、Hさんに婦人科を紹介したところ、更年期障害の検査を受け、エストロゲンの低下が確認されて、更年期障害と診断されたそうです。

治療としてホルモン補充療法を始め、生活習慣の見直しも行いました。運動やリラクゼーション法も習慣にし、体調は徐々に改善していきました。

肩こりや首の痛みも和らぎ、睡眠の質も向上したとのこと。「自分の身体の変化に敏感になり、専門家に相談することの大切さを実感しました」とHさんは話しています。

頭痛

肩こりから頭痛が起きるとは限らない

頭痛と肩こりが関係する。そう言うと、多くの人がうなずき、「緊張型頭痛」を思い浮かべ、「それは筋肉の緊張（肩こり）で頭痛が起きるほうですよね、ですから、じゃないほうじゃないほうの肩こり（一般的な原因による肩こり）でしょう？」と早合点してしまう人も多いかもしれません。

確かに、緊張型頭痛は一次性頭痛（脳に何も病変はないのに起こる頭痛）のなかで最も有病率が高いとされているので、頭痛と言えば、「緊張型頭痛」を思い浮かべるのが一般的で、その症状改善には肩こりへのアプローチが欠かせません（＊24）。

しかし、緊張型頭痛より数は少なくても、**一次性頭痛には「片頭痛」と「群発頭痛」もあり、首や肩こりとの関連も指摘されています。**

ある研究では、肩や首の痛みのリスクは、片頭痛の発作が週に1回以上の患者さんで2・4倍、慢性片頭痛（月15日以上）の患者さんで7倍になると示されました（＊25）。

思い込みから危険な頭痛を見逃す可能性もある

「肩こりで起こるのは緊張型頭痛」と思い込んでしまうと、片頭痛や群発頭痛を見逃し、肩こり対策に励んでも、症状は改善せず、治療が遅れてしまう可能性もあります。

また、脳に何らかの病変があって起こる「二次性頭痛」は、ときに生命にかかわる事態の場合もあるのですが、「肩こりで起こるのは緊張型頭痛」という思い込みで見逃される危険もあります。

ですから「頭痛」と「肩こり」両方の症状があるとき、思い込みでジャッジせず、

「この肩こりは頭痛がモトで、頭痛の治療が必要かもしれない」という視点で考えてみることが大事なのです。

頭痛が頻発する、頭痛によって生活に支障をきたす、母親も片頭痛の持病があるなどの場合、「脳神経内科」「頭痛外来」など専門科を受診し、病気の有無を確かめましょう。かかりつけの内科がある人は、かかりつけ医にまず相談するのもOKです。

Case Presentation 9 ▸【35歳、女性】

緊張型ではなく片頭痛からの肩こり、治療で解消！

Iさんは長年、頭痛と肩こりに悩まされていましたが、仕事のストレスや疲れのせいだと思い、仕方がないことだと思っていました。

ある日、知人の紹介で評判がいいという整体師を訪ねました。整体師は症状を聞いて、「これは筋緊張性の頭痛ですね。肩の筋肉の緊張をほぐさないと治りませんよ」と言い、肩こりの治療を勧めたそうです。

それから数カ月間、週に一度のペースで整体に通い、マッサージやストレッチを受けました。しかし、症状は改善せず、むしろ頭痛の頻度は増え、日常生活にも支障をきたすようになってしまったとのこと。

別の専門家の意見を聞いてみようと思い立ち、私の外来に見えました。それで経緯を聞き、頭痛が悪化している事実を重く見て、私は内科で頭痛の原因を詳しく診てもらうことを提案しました。

Iさんは早速内科を受診。主治医は詳しい問診と検査を行ったところ、「片頭痛」と診断し、薬物療法が提案されました。

後日、別件で私の外来に付き添いでいらっしゃり、後日談を教えてくれました。治療が始まると、驚くほど頭痛の頻度が減り、肩こりも次第に和らいだそうです。

「あのときは長年悩まされていた症状が本当に改善して驚きました。自己診断をせず、専門家の意見を求めることの大切さを痛感しました」と話していました。

胃弱・胃腸障害

整形外科の視点で胃腸障害を見立てる

胃の不調はストレスの影響が大きいと知れ渡っているからでしょうか。胃腸障害と肩こりが関係すると言うと、どちらも「ストレス」つながりで、「じゃないほうの（一般的な）肩こり」と早合点されがちです。

しかし、私が「胃腸障害」と「つらい肩こり」が同時にある患者さんを診るとき、ストレスのことは一旦置いておき、次のようなメカニズムを考え、患者さんの肩こり改善策を探します。

「内臓体性収束」による関連痛

消化管の臓器（内臓）と、身体の表面や筋肉（体性）の神経はつながっていることがあり、内臓に問題が起こると、その影響で別の場所（体性）に痛みが現れることがある（消化管とは、口から肛門まで、食物の摂取、消化・吸収、運搬、排泄を担う管のこと）。このような痛みは専門的には『内臓体性収束』による関連痛」と呼ばれる。たとえば、お腹の臓器が痛いときに、背中や腰が痛くなることがある。こうした関連痛は、胃腸以外も肝臓、膵臓、胆嚢などほかの消化器の臓器の問題でも起こる。

排便時の緊張による脊椎への負荷の増加

消化管の不調で便通に問題が出ると、排便時に力むとき、腹筋（お腹の筋肉）や腰、背中の筋肉に余計な力が入り、その結果、背骨に大きな負担がかかることがある。この負担が積み重なると、腰痛、背部痛など慢性疼痛の原因になることもある。

● 痛覚の変化

身体のどこかにダメージや痛みがあり、それが続くと、痛みを感じる仕組み（痛覚）が変わることがある。たとえば、ずっと胃が痛い状態が続くと、痛みを感じやすくなったり、逆に鈍くなったりすることがあり、別の場所の慢性疼痛にも影響する。これは神経が過剰に敏感になったり、鈍感になったりすることが原因。

● 腹筋の機能変化による

腹筋は、消化管の臓器を支え、背中や腰の骨を安定させる役割がある。しかし、**腹筋が弱り、正しく働かなくなると、臓器をしっかり支えられなくなり、臓器の機能に影響して、消化器の不調につながるうえ、背骨の負担が増えることがある。**

つまり、このようなメカニズムを考慮したうえで、肩こりを軽減するために、肩こりケアだけでなく、消化器症状の治療やセルフケアも検討するということです。

「消化器トラブル」が多いほど肩こりも頻発していた

女性の消化器症状と背部痛の関連を調べた海外の研究では、不快に感じている胃腸症状の数と背部痛の頻度は有意に関連していると指摘されています(＊26)。

どういうことかというと、**便秘、痔、消化不良、胃痛、腹痛、胃もたれ、胸焼け、嘔気、嘔吐、下痢などといった、いくつものトラブルを経験している人ほど、肩や背中の痛みを感じている**ということです。

2つまたは3つのトラブルを経験した若年、中年、高齢の女性では、そうでない人と比べて背部痛を「しばしば」経験する割合が高くなっていて、それぞれ3・3倍、3・0倍、2・8倍で、消化器症状と背部痛の間に強い関連が示されました。

ですから、肩こりのセルフケアに取り組んでいてもこりや痛みが改善しない場合、身体の内側にも目を向け、全身の健康に目を向けるタイミングかもしれないと考えてみましょう。

「〝じゃないほう〟の肩こり　第1群」で取り上げた症状や病気は、いずれも身近で、身体の異変に気づかせてくれるサインとなることがあるものばかりです。身体の声を聞くとは、まさにこうしたサインに気づくことではないでしょうか。

Case Presentation 10 ▸【32歳、男性】

放置していた胃腸トラブル&肩こり解消で晴々！

フリーランスライターのJさん。出版社を辞め、フリーになった頃から胃腸が弱くなり、胃のむかつき、膨満感、食欲不振、便秘と下痢の繰り返しなどが度々起こるようになりましたが、忙しさやストレスのせいだろうと考え、自治体の健康診断も受けず、病院にも行きませんでした。

一方、同時期から徐々に悪化した肩こりのほうが実感としてつらく、仕事にも影響したので、さまざまなセルフケアを試みたそうですが、改善しないことから、私の外来に見えました。

体調全般について詳しく聞いたところ、消化器の不調が気になったので、一般的な肩こりのセルフケアと併行し、消化器内科の受診を提案しました。

結果、Jさんは主治医から「胃下垂」が指摘され、胃下垂に関連していると考えられる消化器症状の治療を提案されたそうです。

5カ月後の現在、まだ消化器症状の治療中で、肩こりのセルフケアも続けています。私の外来に経過報告に来てくれたJさんは実感として、「お腹のトラブルが減って、心も身体もラクになった感じです。自覚していませんでしたが、いまとなってはお腹のトラブルが思っていた以上にメンタルにも影響していた気がします。肩こりも以前とは比べものにならないくらいラクになってきました」と話しました。

こういった場合、胃下垂が肩こりをまねいていたと断定はできませんし、消化器症状の治療だけが肩こりの緩和につながったわけではないと思われます。しかし、晴々とした表情のJさんにお会いして、消化器内科の受診と治療につながって、本当によかったと思いました。

■参考文献

(＊1) Tettamantia G, Lagerd A, Holma W. Diabetes mellitus and hyperlipidaemia as risk factors for frequent pain in the back , neck and / or shoulders / arms among adults in Stockholm 2006 to 2010 – Results from the Stockholm Public Health Cohort. 2016 [cited 2024 Sep 17]; Available from: https://www.semanticscholar.org/paper/iabetes-mellitus-and-hyperlipidaemia-as-risk-for-n-Tettamantia-Lagerd/95f62fe7b64456dc6eb33923eaebdb5bfa3c6768

(＊2) Dario A, Ferreira M, Refshauge K, Harmer A, Sánchez-Romera J, Pérez-Riquelme F, et al. Mapping the association between back pain and type 2 diabetes: A cross-sectional and longitudinal study of adult Spanish twins. PLoS One. 2017 Apr 3;12(4):e0174757.

(＊3) Jiménez-García R, López-de-Andrés A, de Miguel-Diez J, Zamorano-León JJ, Carabantes-Alarcón D, Noriega C, et al. Time trends and sex differences in the association between diabetes and chronic neck pain, chronic low back pain, and migraine. Analysis of population-based national surveys in Spain (2014-2020). J Clin Med. 2022 Nov 25;11(23):6953.

(＊4) Lambadiari, V., Triantafyllou, K. & Dimitriadis, G. D. Insulin action in muscle and adipose tissue in type 2 diabetes: The significance of blood flow. World J. Diabetes 6, 626–633 (2015).

(＊5) Zieliński, G., Pająk, A. & Wójcicki, M. Global prevalence of sleep bruxism and awake bruxism in pediatric and adult populations: A systematic review and meta-analysis. J. Clin. Med. 13, 4259 (2024).

(＊6) Piekartz, H. von, Rösner, C., Batz, A., Hall, T. & Ballenberger, N. Bruxism, temporomandibular dysfunction and cervical impairments in females - Results from an observational study. Musculoskelet Sci Pract 45, 102073 (2020)

(＊7) Barrick BJ, Jalan S, Tollefson MM, Milbrandt TA, Larson AN, Rank MA, et al. Associations of self-reported allergic diseases and musculoskeletal problems in children: A US population-based study. Ann Allergy Asthma Immunol. 2017 Aug;119(2):170–6.

(＊8) Killian, S. & The Institute for Therapeutic Discovery. Seasonal allergy induced back pain: A report of two cases. Allergy Disord. Ther. 2, 1–4 (2015).

(＊9) Shrestha P, Singh Pradhan PM. Digital eye strain in medical undergraduate students during COVID-19 pandemic. J Nepal Health Res Counc. 2023 Mar 10;20(3):726–30.

(＊10) Kaur, K. et al. Digital Eye Strain- A Comprehensive Review. Ophthalmol Ther 11, 1655–1680 (2022)
(＊11) Palacios-Ceña D, Albaladejo-Vicente R, Hernández-Barrera V, Lima-Florencio L, Fernández-de-Las-Peñas C, Jimenez-Garcia R, et al. Female gender is associated with a higher prevalence of chronic neck pain, chronic low back pain, and migraine: Results of the Spanish National Health Survey, 2017. Pain Med. 2021 Feb 23;22(2):382–95.
(＊12) Linton SJ. A review of psychological risk factors in back and neck pain. Spine (Phila Pa 1976). 2000 May 1;25(9):1148–56
(＊13) Tylee, A. & Gandhi, P. The importance of somatic symptoms in depression in primary care. Prim. Care Companion J. Clin. Psychiatry 7, 167–176 (2005).
(＊14) Mork, P. J. et al. Sleep problems, exercise and obesity and risk of chronic musculoskeletal pain: the Norwegian HUNT study. Eur. J. Public Health 24, 924–929 (2014)
(＊15) Finan, P. H., Goodin, B. R. & Smith, M. T. The association of sleep and pain: an update and a path forward. J. Pain 14, 1539–1552 (2013)
(＊16) Andersen, M. L., Araujo, P., Frange, C. & Tufik, S. Sleep Disturbance and Pain: A Tale of Two Common Problems. Chest 154, 1249–1259 (2018)
(＊17) Lautenbacher, S., Kundermann, B. & Krieg, J.-C. Sleep deprivation and pain perception. Sleep Med. Rev. 10, 357–369 (2006)
(＊18) Auvinen, J. P. et al. Is insufficient quantity and quality of sleep a risk factor for neck, shoulder and low back pain? A longitudinal study among adolescents. Eur. Spine J. 19, 641–649 (2010)
(＊19) Akram, U., Stevenson, J. C., Gardani, M., Allen, S. & Johann, A. F. Personality and insomnia: A systematic review and narrative synthesis. J. Sleep Res. 32, e14031 (2023).
(＊20) Chun-Yiu, J. P., Man-Ha, S. T. & Chak-Lun, A. F. The effects of pillow designs on neck pain, waking symptoms, neck disability, sleep quality and spinal alignment in adults: A systematic review and meta-analysis. Clin. Biomech. 85, 105353 (2021)
(＊21) Radwan, A. et al. Effect of different mattress designs on promoting sleep quality, pain reduction, and spinal alignment in adults with or without back pain; systematic review of controlled trials. Sleep Health 1, 257–267 (2015)
(＊22) Collins BC, Laakkonen EK, Lowe DA. Aging of the musculoskeletal system: How the loss of estrogen impacts muscle

strength. Bone. 2019 Jun 1;123:137–44.
(＊23) Gao H-L, Lin S-Q, Wei Y, Chen Y, Wu Z-L. The effect of age and menopausal status on musculoskeletal symptoms in Chinese women aged 35-64 years. Climacteric. 2013 Dec 1;16(6):639–45.
(＊24) Madsen KB, Andersen LL, Skotte J, Jensen R. Does tension-type headache patients have a reduced shoulder muscle strength compared to healthy controls? The Journal of Headache and Pain. 2013 Feb 21;14(1):1–1.
(＊25) Landgraf MN, von Kries R, Heinen F, Langhagen T, Straube A, Albers L. Self-reported neck and shoulder pain in adolescents is associated with episodic and chronic migraine. Cephalalgia. 2016 Jul;36(8):807–11.
(＊26) Smith MD, Russell A, Hodges PW. How common is back pain in women with gastrointestinal problems? Clin J Pain. 2008 Mar;24(3):199–203.

第2章

“じゃないほう”の肩こり

第2群

見逃しNG！緊急度の高い疾患が原因の肩こり

こんなときは「いつもの肩こりの悪化」ではない！

いのちを守る知識をもっておこう

この章は「〝じゃないほう〟の肩こり　第２群」として、なるべく早く適切な検査・治療をすべき、やや深刻な病気が原因の「肩こり」についてご紹介します。

なかには「なるべく早く」ではなく、「早急に治療が必要」という病気も含まれますから、アクセスすべき診療科もご紹介しましょう。

そして本書の冒頭で述べたとおり、ここで言う「肩こり」には首や、肩甲骨周囲も含めた背部のこりや痛みも含めます。

患者さんのこりや痛みの表現は多彩で、「肩こりがひどい」と言う人に、「いちばん痛い部分を触ってください」と言うと、背中や腰に手を当てる人が往々にしていらっしゃいます。その人にとっては、普段の肩こりと連なって、背中や腰の痛みが感じられているのでしょう。

「〝じゃないほう〟の肩こり　第2群」の病気はいのちに関わる場合もあるので、特に肩・首にこだわらず、背部痛があるときは可能性を考えてみるのがいいです。

深刻な病気が原因で肩こりが起こっていることは、数としては稀ですが、緊急性が高い状態もあるので、知識をもっておくことが本当に大切です。

いざというときに適切な医療にアクセスするタイミングを逸しないために、記憶に留めておいてください。

このような肩こりには、病気の関連で起きているため「関連痛」と呼ばれるものを含みます。まず、シンプルな判断基準で、なるべく早く、または早急に受診が必要な肩こりか、否かを見分ける目安をお伝えし、その後、肩こりを起こすことがある病気についてご紹介しましょう。

最低限の知識として、緊急度が高い肩こりを見分ける判断基準を知っていれば、肩こりと同時に、いくつかの症状を確認した際、ひとまず医療にアクセスすることを思いつくでしょう。

受診先でこれらの症状があると伝えれば、医療者なら緊急度を理解することができる判断基準です。

なお、肩こりを起こすことがある病気を知っても、自己診断はやめましょう。あくまで予備知識としてお役立てください。

いずれの病気も、医師が必要な検査などを行ったうえでしか、診断はできません。自己診断や、周囲の人の診断は、ときに適切な治療が遅れるリスクとなることもあります。受診した際、医療者に伝えるべきことは「症状」や「困っていること」で、「自己診断結果」ではないとご理解ください。

緊急度を見分ける目安「レッドフラッグサイン」

「いつもの肩こりだと思うけれど……。なんかヘン」。肩こりなど慢性疼痛のある患者さんは、ときには症状が普段より重い気がして、病院に行くべきか、家で休んで様子を見るか、迷うことがあるとよく言います。

そのような自分の「変化」に対する感覚は大切で、かかりつけ医がいるなら、ひとまず相談してみるのがベターです。

一方、そのように迷ってもいられないほど具合が悪く、「おかしい！」とは思うものの、どうしたらいいかわからない。そんなタイミングもあると思います。かかりつけ医もいない。何科に行ったらいいかも判断がつかない。それで迷うこともあるでしょう。

「いつもの肩こり」ではなく、急激に悪化したように感じて、次のような症状があったら、近くの総合病院または内科に電話をして、指示をもらいましょう。

星印（★）のついている症状があるときは、「♯7119」に電話をかけ、救急相談をしてください。

\見逃しNG/

緊急！レッドフラッグサイン

痛み止めの薬が効かない

38℃以上の発熱

夜間、症状がつらくてまったく眠れない

喉も痛い

安静にしていても痛みが強く、止まらない

顎を胸につけられない

これまで経験したことがない体調不良

1日以上、水分や食事が摂取できていない

意識がない ★

手足の感覚がおかしい、しびれる

近頃、原因不明な急激な体重減少がある

突然の、これまで経験ないほど強い頭痛または胸痛 ★

全身がだるく、自力で動けない

嘔吐または下痢がある

★印の症状は救急に相談を！

☑ 肩や首のこりや痛みを伴う「見逃してはいけない病気」

ここから肩や首のこりや痛みを伴うことがあるとエビデンスが示されている病気を紹介します。あくまでも参考で、自己診断をしていただくためのものではないので、病気の概要とエビデンス、診察や治療を担当する専門科と事例の紹介に留めます。

「たかが肩こり」と思っていたら、その陰にこれほど病気があるとは！　読んでいただくと、多くの診療科にまたがるさまざまな病気があって驚かれるかもしれません。

私は、臨床の場で腰痛を訴えてきた患者さんが実は、生命に危険がある人が医療を受けるＩＣＵ（集中治療室）ですぐにも処置が必要な状態であり、肝を冷やした経験が何度かあるのです。

幸い、痛みの陰にあった病気を見逃さず、専門科につなぐことができ、いのちが助かったことに安堵したものの、異変に気づくための知識の普及が必要と感じてきました。読者のみなさんにも概要を知っておいていただきたいと強く思います。

郵 便 は が き

料金受取人払郵便

新宿北局承認

9197

差出有効期間
2026年 4 月
30日まで
切手を貼らずに
お出しください。

169-8790

174

東京都新宿区
北新宿2-21-1
新宿フロントタワー29F

サンマーク出版愛読者係行

ご 住 所	〒　　　　　　　　　　　　　　　都道府県	
フリガナ		☎
お 名 前		（　　　）
電子メールアドレス		

ご記入されたご住所、お名前、メールアドレスなどは企画の参考、企画用アンケートの依頼、および商品情報の案内の目的にのみ使用するもので、他の目的では使用いたしません。
尚、下記をご希望の方には無料で郵送いたしますので、□欄に✓印を記入し投函して下さい。
□サンマーク出版発行図書目録

1 お買い求めいただいた本の名。

2 本書をお読みになった感想。

3 お買い求めになった書店名。

市・区・郡　　　　　　町・村　　　　　　書店

4 本書をお買い求めになった動機は?

・書店で見て　　　・人にすすめられて
・新聞広告を見て(朝日・読売・毎日・日経・その他＝　　　)
・雑誌広告を見て(掲載誌＝　　　)
・その他(　　　)

ご購読ありがとうございます。今後の出版物の参考とさせていただきますので、上記のアンケートにお答えください。**抽選で毎月10名の方に図書カード(1000円分)をお送りします。**なお、ご記入いただいた個人情報以外のデータは編集資料の他、広告に使用させていただく場合がございます。

5 下記、ご記入お願いします。

ご 職 業	1 会社員(業種　　) 2 自営業(業種　　) 3 公務員(職種　　) 4 学生(中・高・高専・大・専門・院) 5 主婦　6 その他(　　)		
性別	男 ・ 女	年 齢	歳

ホームページ　http://www.sunmark.co.jp　ご協力ありがとうございました。

狭心症・心筋梗塞

痛むのは「胸」とは限らない。「関連痛」を見逃さないで！

「**狭心症**」は、心臓に血液を送る冠動脈の一部に異常が起きることが原因で血流が滞り、心臓の筋肉（心筋）が弱る病気です。「**心筋梗塞**」は、冠動脈に血栓が詰まって血流が途絶え、心筋が壊死してしまいます。

病気の背景（リスクとなること）として高血圧、糖尿病、脂質異常症、喫煙、加齢があるとされています。

狭心症と心筋梗塞は、どちらも初期症状として「胸痛」が起こるのをご存じの方が多いかもしれません。

狭心症の場合は数分から15分程度「胸痛」が持続し、心筋梗塞の場合は15分以上、多くの場合30分以上「強い胸痛」が持続するとされ、確かに、胸が締め付けられるような強い胸痛が起き、異変に気づく人が少なくありません。

ただし2つの研究で、

・女性や高齢者、糖尿病患者では「典型的な胸の痛み」以外の症状としてアゴ、喉、首、肩、腕、手、背中の痛みが表れることがある（＊1、＊2）

などと示され、「＊1」の論文で男性には「吐き気」も多く見られたと報告されています。つまり、「狭心症・心筋梗塞＝胸痛」とだけ思い込んでいると、病気の発見が遅れてしまう可能性があるということです。

この「＊2」の論文では、心筋梗塞と診断された全患者のうち33％に、来院時の胸痛は認められなかったとしています。

胸痛以外の痛みは、病気に関連して起こる「関連痛」の1つです。**狭心症・心筋梗塞は、「胸痛」とは限らない。**

この知識があれば、異変に気づいたときに、病気のリスクに目が向きます。「ただの肩こりではないかも」と感じるなど、狭心症・心筋梗塞の可能性を疑うときは「#7119」に電話で救急相談をするか、循環器内科のある病院を受診しましょう。

かかりつけの内科がある人は、かかりつけ医にまず連絡をするのもOKです。

Case Presentation 11 ▸【55歳、女性】

「いつもと違う肩痛」、即受診で狭心症発見

長年、営業職として働いてきたKさんは、慢性的な肩こりに悩まされていました。特に左肩のこりが強く、デスクワークの影響だと思い、マッサージ

やストレッチを試していました。しかし、まったく改善しないどころか、最近では左肩から腕にかけて重だるさが増していました。

さらに、階段を上ると息切れを感じ、胸に軽い圧迫感を覚えることもありました。とはいえ、加齢や疲れのせいだろうと深く考えていなかったそうです。

ある日、取引先へ向かう途中で左胸と左肩に強い痛みが走り、冷や汗が出てきました。さすがにこれはただの肩こりではないと感じ、近くの病院に駆け込みました。

医師に症状を伝えると、すぐに心電図やカテーテル検査を受けることになりました。結果は「狭心症」という診断でした。心臓の冠動脈が狭くなっており、十分な血液が供給されていない状態とのこと。左肩の痛みや違和感は、心臓からくる「痛み」だと説明がありました。

その後、カテーテル治療を受け、生活習慣の見直しも行いました。運動不足や食生活の乱れ、ストレスが狭心症の原因になっていたようです。治療後は症状も改善し、左肩の痛みも消えました。

私のYouTubeチャンネルにご意見と、狭心症と肩痛の顚末を投稿してくれたKさん。「肩こりだと思っていた症状が重大な心臓の病気から来ていたことに驚きました。よく〝身体のサイン〟と言うけれど、本当ですね。早めに医療機関を受診することの大切さを痛感しました」と伝えてくれました。

大動脈解離

発作が出ると84%に「突発的な胸や背中の激痛」が起こる

大動脈とは、循環器系の動脈の本幹で、心臓の左室を起点とし、少し上行した後（上行大動脈）、左後方に曲がり（大動脈弓部）、脊柱に沿って下行しています（下行大動脈＝〈胸部大動脈〉と〈腹部大動脈〉）。

さまざまな臓器を養う動脈に血液を分配しているのが大動脈なのです。

心臓から高い圧力で血液が押し出され、末梢に向かって流れるわけで、**大動脈壁はその高い圧にさらされ続けていることになり、ほかの血管よりダメージを受けやすい**

とされます。

内膜・中膜・外膜の3重構造をしているのですが、内膜に亀裂が入り、亀裂から入る血液が中膜を2層に剥離し、その間に「偽腔（解離腔）」をつくって、さまざまな症状を引き起こすのが**「大動脈解離」**です。

大動脈解離というと、医療ドラマなどでは「胸部大動脈解離」がテーマになることが多く、実際、胸部大動脈で起こることが多いですが、本項の冒頭で述べた大動脈ルートのどこでも起こる可能性はある病気です。

病気をまねく原因として多いのは「慢性的な高血圧」です。

突然の、胸や背部の激痛で気づく人が多く、それはエビデンスからも明らかです（*3）。研究では、大動脈解離の84％に突発的な胸や背中の痛みがあったことが示されています。

とはいえ、患者さん自身が肩こりや腰痛など慢性疼痛をもっていると、その悪化と考えてしまう場合もあります。先にも述べたとおり、私は外来に「腰痛」を訴えてきた患者さんが、大動脈解離であった例を経験しています（詳細はこのあとの「Case

Presentation 12」に書きました)。

大動脈解離は急性期の死亡率が高く、すぐに治療をしなかった場合、予後も悪い病気です。

慢性疼痛があり、血圧が高い人は特に病気を見逃さない知識をもっておくことが大切と言えるでしょう。

大動脈解離の可能性が考えられるときは「#7119」に電話で救急相談してください。

Case Presentation 12 ▸【42歳、男性】

腰痛悪化じゃない、いのちの瀬戸際!

まだ私が総合病院で勤務していた頃のことです。整形外科外来に「腰痛の悪化」を訴えてきたLさんを診察することになりました。

問診票にはただ「腰痛」と書いてあって、痛む部位に印をつける人体図の背中全体に大きく丸がしてありました。

しかし、診察室に入ってもらった瞬間、大量の汗をかいていて、顔色は悪く、血の気がひいているのに気がつき、第一印象として「これはただごとではない」と感じました。

ぎっくり腰や大事故で腰を痛めたなど、大変つらそうな患者さんの様子をたくさん見てきましたが、明らかに様子が違ったのです。

虫の息のLさんに尋ねたところ、腰痛は数年前から、痛みが増悪したのは直近で、これまでに経験したことがない激痛だと言います。

そこで腰痛悪化ではなく、心臓なり、血管なり、何か問題が起きている可能性が高いと考えられ、横になってもらい、心電図検査をしながら、急ぎ循環器内科の医師に電話をし、診察を依頼しました。

循環器内科に運ばれたLさん。さらに造影CT検査などを経て、胸部大動脈解離と診断され、上行大動脈や腹部大動脈には解離は進んでおらず、緊急手術の適応からは外れたものの、進行しないよう当面ICU（集中治療室）で管理することになったと知らせを受けました。

私は一命をとりとめたと聞いて大安堵したことが何年経っても忘れられず、たとえ肩こり、腰痛の外来でも「いのちに関わることもある」という視点で患者さんを診る原点になっています。

がんなどの悪性腫瘍

早期発見のためにも備えておきたい「関連痛」知識

先に「狭心症・心筋梗塞」の項でも登場した**「関連痛」**は、がんなどの悪性腫瘍でも起こることが少なくありません。みなさんも「膵臓がんで背中が痛む」など、聞いたことがあるのではないでしょうか。

がんでは、骨にがん細胞が転移する「骨転移」が背骨に起こることも多く、骨転移するとその部分が痛むので、背部痛や、もともとあった背部痛の悪化と間違えられてしまうこともあります。

ちなみに、国立研究開発法人国立がん研究センターの「がん情報サービス」の用語集によれば、悪性腫瘍とは、

- 体を構成する細胞に由来し、進行性に増えたものを腫瘍と言う
- 腫瘍のうち、異常な細胞が周りに広がったり、別の臓器へ移ったりして、臓器や生命に重大な影響を与えるものが悪性腫瘍
- 悪性腫瘍は体や臓器の表面などを構成する細胞（上皮細胞）からできる「がん」と、骨や筋肉などを構成する細胞からできる「肉腫」に分類される

とされています。

つまり、「がんだけでない」ことを覚えておきましょう。

そして、悪性腫瘍は身体のどの組織にでもできることがあります。いずれの場合も、早期発見が望ましいので、「関連痛」がきっかけとなり、早めに発見されることがあれば幸いです。

普段と違う「痛み」を感じるようになったとき、「悪性腫瘍の関連痛の可能性もある」と考えられるかどうかは、その知識をもっているか、否かの違いです。いつもは忘れていていいことですが、記憶の片隅に留めておいてほしいと思います。

そして、痛みを放置せず、まずは「痛み」の原因を真摯に診断しようとする医師につながることが、早期発見の可能性を高めます。

悪性腫瘍の関連痛として肩甲骨周囲の痛みが出ていた症例が論文になっているので、「Case Presentation 13」としてご紹介します（＊4）。

Case Presentation 13 ▸【76歳、女性】

背部痛の原因は「胃がん」、体重減少も悪性腫瘍によるもの

Mさんは1年間、左肩甲骨の下あたりに痛みを感じていました。最初は軽い痛みでしたが、ある日を境に急激に悪化し、生活にも支障をきたすようになり、病院へ行き、診察を受けることにしました。

Mさんは背中の痛みだけでなく、ここ半年で約4・5キロも体重減少していて、Mさん自身は「最近のストレスによるもの」と考えていたそうです。

しかし、医師たちはこれらの症状を重く受け止め、詳しい検査を行いました。結果、診断は「胃がん」。Mさんの胃の下部に腫瘍が見つかったのです。さらに、この腫瘍による痛みが背中にまで響いていた可能性が高いことがわかりました。

とはいえ、幸いなことに腫瘍はまだ早期の段階で、転移もありませんでした。Mさんは手術を受け、腫瘍を完全に取り除くことができ、術後にはつらかった肩甲骨下の痛みも消失しました。

帯状疱疹

発症から72時間以内に抗ウイルス薬での治療開始が大事！

この病気は、基本的な知識をもっておき、疑わしき症状があれば早めに適切な医療にアクセスすることが重要です。

発疹が出始めてから「72時間以内」にウイルスの増殖を抑える抗ウイルス薬での治療を開始する。それが「帯状疱疹後神経痛」といった後遺症を避けるために必要だからです。つまり、「肩こりだろう」と様子を見ていられる時間はとても短い、とご理解ください。

帯状疱疹の症状から肩や背中の痛みがあったとして、そのまま放置すると、帯状疱疹後神経痛リスクが数倍に引き上がるという調査結果が出ています（＊5）。後遺症が出てしまうと治療期間が大変長引くので、病気について基礎知識をもって、備えておきましょう。

50歳以上の人は予防のためのワクチン接種ができる

帯状疱疹は、子どもの頃、水ぼうそうになったことがある人は、誰でもなる可能性がある病気です。

日本人の場合、ほとんどの成人が「水ぼうそうに感染したことがある」と考えられるので、みなさん他人事ではありません。ましてや**病気になるタイミングが「加齢やストレスによって免疫力が低下したとき」**とされているので、誰にでも等しくリスクがあると言えるでしょう。

統計的には、50歳を過ぎると発症が増え、80歳までに約3人に1人が発症するとされているので、「〝じゃないほう〟の肩こり　第1群」に入れてもいいくらい身近な病気です。しかし、先に述べた通り「緊急度が高い」ため、本項で解説することにしました。

水ぼうそうに感染後、体内（脊髄から出る神経節）に潜伏していた水ぼうそうウイルスが、免疫力が低下したときなどに再び活動し出し、数を増やすことが原因。そして神経節から皮膚へと移動し、帯状に痛みや発疹を引き起こします。

最初は皮膚に神経痛のような痛みが出ることが多く、その程度は人によってまちまちで、違和感やかゆみ程度と言う人もいれば、かなりの苦痛を訴える人もいます。そして、主に身体の左右のどちらかに水ぶくれを伴う赤い発疹が帯状に現れ、痛みが強くなっていきます。

症状が多く見られる部位についても論文で紹介されていて（＊6）、**肩こりや背中の痛みが出やすい部位と重なり、「いつもの肩こりの悪化」などと見逃してしまう危険があります。**

治療開始が遅れた場合に、頭痛や発熱などの全身症状が現れることがあるうえ、とくに首や顔に症状が出た帯状疱疹は、重症化すると失明や顔面麻痺、難聴を引き起こすことがあるので、しっかり治療を受けなければいけません。

治療は、抗ウイルス薬のほか、痛みを緩和する薬物治療も行います。薬の効果が出るまで数日かかる場合もあるようですが、処方された薬は指示通り服用しましょう。

ただし、**2016年から50歳以上の人は予防のためのワクチン接種ができるようになっています。**

任意接種なので保険適用ではありませんが、居住地の自治体や、加入している健康保険組合などから補助が出ることも増えてきていますので、調べてみるのがいいでしょう。

帯状疱疹のワクチン接種や、診察・治療は内科または皮膚科が専門です。

Case Presentation 14 ▸【55歳、男性】

気づいてよかった！ 知らなかったら重症化も

美容院を経営するNさん。日頃から肩こりは「持病」と諦めていて、仕事の合間にマッサージ棒でセルフケアをして、しのいできたそうです。

2カ月ほど前、隣町のショッピングセンターに2店舗目をオープンし、本店と行き来をしながら忙しくしていたところ、ある日、左の肩甲骨付近にピリピリする痛みを感じました。

多忙な日々を過ごしていたので、「肩こり悪化」かとも思いましたが、痛み方が少し違う気もして、妻に背中を見てもらいました。すると痛む部分が帯状にやや赤みを帯びている、と言います。

そう聞いたNさんはお客さんが「帯状疱疹」になった話をしていて、「確か、『早めに病院で治療を受けないと大変』と言っていた」と思い出し、すぐに商店街仲間のかかりつけ医（内科）を受診。帯状疱疹の診断で、すぐに治療を始めることができました。

Nさんは以後、帯状疱疹の再発を防ぐため、「働きすぎ」を反省し、本店の営業時間を見直して、休養時間を確保しています。

「知識があったから帯状疱疹かもしれないと考えられたけれど、知らなかったら肩こり悪化と思って、放置していただろう」と言っていて、「肩こり」を諦めていたことも反省したそうです。

それで私のYouTubeでセルフケア法を研究し、帯状疱疹の顛末もコメントで教えてくれました。「病気をきっかけに、前より健康になった」とも伝えてくれました。

椎骨動脈解離（脳梗塞）

バキバキ整体、カイロプラクティック施術にリスクあり

続いて、やや異端な**「椎骨動脈解離」**を紹介します。

これまでは「実は身近な病気が原因の肩こり」と「やや深刻な病気が原因の肩こり」について紹介してきましたが、椎骨動脈解離は**「肩こりの不適切なケアが深刻な病気をまねく」**というケースです。

首から脳へ血液を送る動脈ルートは、首の前を通る頸動脈と、首の後ろの頸椎のな

かを通る椎骨動脈の2つがあります。

脳はたくさんの血液を必要とするため、2つのルートが支えているわけですね。

つまり、椎骨動脈は脳の健康とも直結する動脈、ということになります。

そんな大事な動脈で、壁が裂けてしまうのが「椎骨動脈解離」です。


椎骨動脈が裂けると、裂けた場所が狭くなり、脳に十分な血液を送れなくなったり、血の塊（血栓）ができたりすることがあります。

血栓が血流によって脳に届くと、脳の血管が詰まって脳梗塞を発症する原因になります。また、椎骨動脈が大きく裂け、その外まで血液が漏れ出すと、くも膜下出血を発症することもあります。

動脈解離が起きると、現段階では血管を根本的に治せる薬や治療法はないので、安静にして経過を見ていくことになりますが、再発や悪化の不安と共存していくこととなり、生活が変わってしまうことは避けられないと思います。

椎骨動脈解離から必ず脳梗塞になるわけではないとされていますが、脳梗塞が起こると、適切な治療を受けられても後遺症が生じることが少なくありません。

このように知れば、なるべく防ぎたい病気と思うわけですが、**その原因の1つとして、「肩こり」のケアとしても行われている整体やカイロプラクティックの施術があると指摘する報告が出ています**（＊7）。

どのような施術にリスクがあると指摘されているかと言うと、**首をポキッと鳴らしてひねったりする、俗に「バキバキ整体」「ボキボキ整体」などとも呼ばれる施術**です。カイロプラクティックではマニピュレーションと呼ばれています。

先に紹介した報告は海外のものですが、そのような施術から動脈解離や脳梗塞につながったと考えられる症例報告は国内でも出ていて、私も読んでいます。

整体やカイロプラクティックの施術を全面的に否定するわけではないですが、俗に言う「バキバキ整体」に関しては、受ける人が健康被害の可能性を理解して選んでいるか、施術者がリスクを理解し、顧客に伝えているか、は懸念します。

ただ肩こりを治すつもりが、より症状が悪化したり、より深刻な病気をまねいたりしてしまったら、後悔だけでは済まないからです。

ぜひとも、セルフケアにも医学的根拠を求めましょう。その注意点などは第4章でも解説しますので、参考にしてください。

Case Presentation 15 ▸【27歳、女性】

症状が悪化するケア法はNG! 巧みな言葉にご用心

仕事で任されることが増え、ストレスとともに、肩から首へのこりを強く感じるようになっていたOさん。

会社からの帰宅途中にある「米国国家資格取得者 カイロプラクティックで肩こり解消」という広告看板が目に飛び込んできたそうです。

「アメリカの国家資格……。なんだかよさそうだなと思って、YouTubeで調べてみると、首をバキバキならして、みんなスッキリした顔をしていたので、完全に『これだ!』って思ってしまったんです」

Oさんは翌日すぐに施術を受けたそうですが、スッキリとは真逆で、痛みが増してしまいました。しかし施術を担当した人に「それは好転反応と言って、治る前に一時的に症状が悪化することがあります。『良薬口に苦し』とも言うでしょう」と説明されて、納得してしまったそう。肩こりが悪化したと感じながら、施術を受けにもう数回通いました。

ところが数日後、突然、仕事中に急な頭痛と右半身のしびれに襲われ、救急車で総合病院の脳外科に運ばれました。脳梗塞でした。主治医の説明によると、おそらく首にできた血栓が脳に飛んだ結果、ということでした。幸い発見と治療が早かったので、一見すると動作の障害がわからない程度まで回復しましたが、動きづらさは残り、ゆっくりとしか動けない後遺症が残ったそうです。

カイロプラクティックの施術との因果関係はわかりませんが、Oさんとしてはほかには考えられないと話しています。

膠原病リウマチ内科疾患

診断が難しい病気だからこそ知っておいてほしいこと

本章の最後に、とても見つかりにくいものの、中には緊急度の高い疾患も含まれる「じゃないほうの肩こり」として**「膠原病リウマチ内科が診療する病気」**を取り上げます。

これまでは「じゃないほうの肩こりを起こす病気（の名前）」で紹介してきたのに、ここは「診療科」でくるのは、次のような理由からです。

まず、この科で扱ういくつもの病気と肩こりなどの背部痛はよく関連するものの、多くの病気が専門医でさえも慎重に診断せざるを得ない、診断の難しいものだからです。

病気になる人の数は比較的に少ないので、1つひとつの病気に読者のみなさんが詳しくなる必要はないかもしれない。しかし、一般的に情報が少ないので、最低限、知っておきたいことを知る機会も少ないのが現実です。

実際、後述する「膠原病リウマチ内科が診療する病気」の病名のいくつかは、「初めて聞いた」と思う人が多いのではないかと思います。それが当たり前です。読んだ後も、病名や症状のすべてを記憶に留めておく必要はありません。

しかし、見つかりにくい病気を正しく見つけ、治療する対処法のイメージをもっておくことはとても大事で、ときに生命を左右するので、「膠原病リウマチ内科疾患」を例に紹介したいと思いました。

なお、膠原病リウマチ内科という診療科は、文字通り、膠原病やリウマチ性疾患を診療する科です。

身体の免疫システムが誤って自分の身体を攻撃する病気を総称して「自己免疫疾

患」と呼びます。

膠原病は全身の細胞の結合組織（コラーゲンなど）に炎症が起こるタイプの自己免疫疾患の総称であり、リウマチ性疾患の多くも自己免疫疾患であるため、症状が重なったり、合併したり、見立てが難しいので、同じ診療科で診察する傾向にあるのです。

たとえばほかの病気の可能性が否定されても、原因不明の発熱や痛みの症状が残るケースで「膠原病リウマチ内科」が免疫異常などを調べ、原因疾患を探していく、といったイメージです。

見つかりにくい病気を見つけるプロセス

肩や首、背中のつらい痛み、持病の慢性痛の悪化などを感じたとき、同時に次にあげるような症状が出たら、病院を受診することを考えるでしょう。

- 発熱
- 全身倦怠感
- 体重減少
- 皮膚症状

ただし、これらはある意味、よくある症状だけに、実は痛みと関連があるかどうか判断が難しく、さまざまな可能性が考えられますから、何科を受診するか、重要な選択になります。

結論から先に言えば、**痛みプラスαの場合、内科にかかり、必要に応じて専門科につないでもらう**のが賢明です。

それも、丁寧に診察してくれて、信頼のおける内科。できれば「かかりつけ医」が◎です。

まず、患者さんの話をよく聞き、もっとも可能性が高い病気を考え、仮説を立てて治療をし、経過を診る。症状が改善されたら続行し、改善しなければ次の仮説を立て、治療を……。その過程で、必要があればほかの専門科の診療を提案し、紹介状を書く。専門的な治療の後は必要に応じて予後を診ていく。

そのように、いつも別の可能性をも考慮しながら、ＱＯＬ（生活の質）の回復や、完治に向けてポジティブな診察を行うことを「診断的治療」と呼びます。

診断の難しい病気では、いくつもの病気を除外していくこのプロセスが重要で、このプロセスを省くと誤診や診断の遅れにつながるリスクもあることを覚えておきましょう。

つまり患者さんもそのプロセスの大切さを理解し、この過程で治療を中断しないことが、正しい診断と治療にたどり着く早道になります。

本項で取り上げる「膠原病リウマチ内科が診療する病気」は、まさにそのようなプロセスを経て診断されることが多い病気だとご理解ください。

肩こりで見逃したくない「膠原病リウマチ内科疾患」

「膠原病リウマチ内科疾患」のなかから、ここでは**「線維筋痛症」「リウマチ性多発筋痛症」「多発性筋炎・皮膚筋炎」「高安動脈炎」**を紹介します。いずれも肩や首、背中のつらい痛みが生じることが多いものの、持病の慢性痛の悪化と思ったりして、受診が遅れてしまうリスクがある病気です。

これらの中には、原因がわかっておらず、治療法がまだ確立していないものや、生命に関わる病気のリスクを高めるものもあります。目を通しておき、肩こりと感じたとしても、いろいろな可能性を考える必要を感じておくことが大切です。

そして病気になった場合、なるべく早く専門医に治療や生活について相談できる状態にすることが重要とお考えください。

線維筋痛症

身体のあちこちの筋肉や関節の痛み、そして慢性的な疲労感が現れる病気です。一般的な病気の検査で症状を説明できる異常は見出せません。比較的、中年女性に多い病気です。

痛みの原因は解明されていませんが、ストレスや睡眠障害などが関係していると考えられています。リウマチ性疾患に分類されていますが、自己免疫の異常や炎症はなく、直接的に生命の危険はないものの、慢性的な痛みがQOLに与える影響は大きいので、周囲の理解と支援が必要な病気です。

ただし、この病気の有病率は人口の1・7〜2・1%と比較的頻度が高いという研究報告があります(*8)。

リウマチ性多発筋痛症

高齢者では関節リウマチに次いで2番目に多いとされている炎症性リウマチ性疾患です(*9)。

発熱と首や肩、腰の痛みと朝のこわばりが特徴的な症状で、この痛みなどの症状は炎症によって起きていることが多いので、自己免疫疾患の分類に入ります。病気の原因はまだはっきりわかっていません。

多発性筋炎・皮膚筋炎

膠原病の1つです。**筋肉に炎症が起こり、複数の部位に痛みと筋力低下、疲労感を引き起こします。**皮膚筋炎の場合は、手指の関節周りの皮膚ががさがさし、赤い発疹が現れることが特徴です。

高安動脈炎

心臓から全身に血液を運ぶもっとも太い血管・大動脈や、大動脈から分岐する頸動脈に炎症が起こる病気です。比較的、若い女性に多く、初期症状として肩や首の痛み、倦怠感が現れることがあります。

炎症が進むと、血管内に血栓が形成され、脳に十分な血液が運ばれなくなることから、脳梗塞を引き起こすリスクがある「レッドフラッグ疾患」です。

適切な医療の伴走を得られた「線維筋痛症」の事例

Pさんは長年、ひどい肩こりに悩まされてきました。デスクワークが原因と思い、マッサージやストレッチ、鍼灸など、あらゆる方法を試してみましたが改善しません。

それどころか、頭痛や腰痛も頻繁に起こるようになり、全身の倦怠感や不眠、不安感、さらには消化不良といった症状まで現れるようになったそうです。そこで会社を休み、娘たちの「かかりつけ医」であった近所の内科医に相談に行きました。

Pさん自身はほとんどお世話になったことのない医師でしたが、子どもたちが診察を受けたときに親身になってくれたのを覚えていましたし、近所で評判がいいクリニックでしたので、複雑な症状を相談してみる気になったそうです。

それから約2カ月、検査や治療を行った結果、主治医から線維筋痛症の疑いが説明されました。「膠原病リウマチ内科」の受診が勧められ、最寄りの大学病院へ紹介を受けました。

「膠原病リウマチ内科」の主治医はくわしい問診と触診、血液検査などを行い、他の疾患（リウマチ性疾患や甲状腺機能低下症など）を除外して、痛みの出る場所の確認で特徴的な反応があることも確かめ、「線維筋痛症」と診断しました。

さらに治療として、薬物療法や運動療法、ストレス管理を含めた総合的なアプローチが提案されました。これらを続けていくうちに、いくらか症状は緩和されているとのことです。

Pさんは「長年原因がわからず苦しんでいた肩こりの正体が判明し、伴走してくれる医療チームが信頼できて、心が少し軽くなりました」と話しています。

■参考文献

(＊1) Kosuge M, Kimura K, Ishikawa T, Ebina T, Hibi K, Tsukahara K, et al. Differences between men and women in terms of clinical features of ST-segment elevation acute myocardial infarction. Circ J. 2006 Mar;70(3):222–6.

(＊2) Canto JG, Shlipak MG, Rogers WJ, Malmgren JA, Frederick PD, Lambrew CT, et al. Prevalence, clinical characteristics, and mortality among patients with myocardial infarction presenting without chest pain. JAMA. 2000 Jun 28;283(24):3223–9.

(＊3) Michael Klompas. Does this patient have an acute thoracic aortic dissection? JAMA. 2002

(＊4) Chitty A, Cardriche D, Matese TH Jr. Gastric adenocarcinoma presenting as chronic back pain: A case report. Clin Pract Cases Emerg Med. 2020 May 23;4(2):201–4.

(＊5) https://www.perplexity.ai/search/dai-zhuang-pao-zhen-nochu-fa-z-eMvt.rGdQHuVYPrbkUp7WQ#6

(＊6) https://www.eiken.co.jp/uploads/modern_media/literature/1-14.pdf

(＊7) Biller J, Sacco RL, Albuquerque FC, Demaerschalk BM, Fayad P, Long PH, et al. Cervical arterial dissections and association with cervical manipulative therapy: A statement for healthcare professionals from the American Heart Association/American stroke association. Stroke. 2014 Oct;45(10):3155–74.

(＊8) 日本線維筋痛症学会編：線維筋痛症診療ガイドライン 2017

(＊9) Camellino, D., Giusti, A., Girasole, G., Bianchi, G. & Dejaco, C. Pathogenesis, Diagnosis and Management of Polymyalgia Rheumatica. Drugs Aging 36, 1015–1026 (2019)

第3章

〝じゃないほう〟の肩こり

第3群

紛らわしい！　首肩トラブルが
原因の肩こり

慢性的な肩こり・痛みの陰に隠れやすい首・肩の病気がある！

「たかが肩こり」とあなどってはいけない理由がわかる

これまでの章では「実は身近な病気が原因の肩こり」と「とても深刻な病気が原因の肩こり」について紹介しました。これらは言わば正統派の、「じゃないほうの肩こり」です。

一方、ここから紹介するのは**「首や肩などの病気から始まる肩こり」**です。

首や肩の病気の関連ならば、それは「じゃないほうじゃないほう」、つまり一般的な肩こりなのでは？　と思われる方もいるかもしれませんが、これらは「一般的な肩こり」とは違います。

いずれにせよ「肩こり」の痛みなどの症状の陰に隠れて、肩こりの元凶である首や肩の病気や問題が見逃されることがあり、とても紛らわしいので「〝じゃないほう〟の肩こり　第3群」としました。

病気やトラブルが起こっているとは夢にも思わず、自己診断で「肩こりだから」と病院に行かなかったり、「肩こりの悪化」と考え、セルフケアを強化したり、医学的根拠のないケア法に頼るなどして、肩こりと病気・問題の両方を悪化させるリスクもあります。

中高年以降は特に、「たかが肩こり」と首や肩の慢性的な痛みを放置せず、一旦は「特殊な痛みの原因がないか」診察を受けることの大切さを痛感するケースが多々あります。

頸椎椎間関節症

椎骨間を連結する関節の炎症から肩や首、背中が痛む

頸椎とは、首の骨で、頭蓋骨を支える脊柱の始まりの7つの骨のことです。第1頸椎（C1）の上は頭蓋骨、第7頸椎（C7）の下は第1胸椎（T1）、ということですね。

椎間関節とは、頸椎から胸椎、腰椎、仙骨に至る「脊椎」を「しなやかな1本柱」として機能させるはたらきをもつ関節で、椎骨それぞれの間にあります。

首（頸椎）の椎間関節が「頸椎椎間関節」というわけで、「首が痛い」という場合

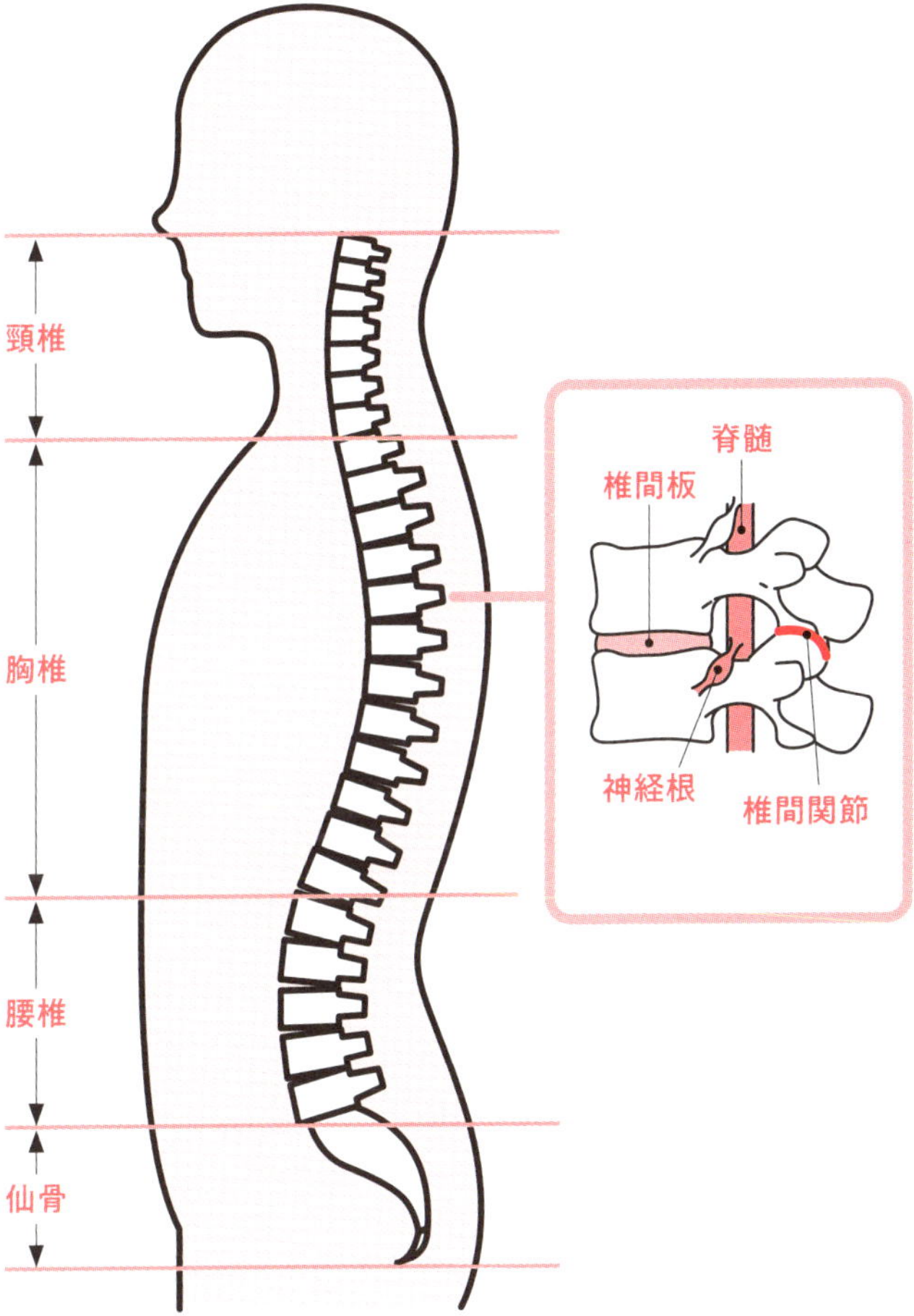
頸椎
胸椎
腰椎
仙骨
脊髄
椎間板
神経根
椎間関節

の55％は頸椎椎間関節が原因の痛みだったという報告もあります（＊1）。

主に加齢により、この椎間関節に変形や炎症が起こるのが頸椎椎間関節症で、どの関節に問題が生じたかにより、痛みが出る場所が変わることが研究で明らかになっています（＊2）。

頸椎椎間関節症は、一般的な肩こりと思われ、放置されてしまうことが多い病気です。**「肩こり」と思う痛みやこりなどの症状が出る位置が、イラストで示した斜線部の場合、この可能性もあると考えて、整形外科を受診し、確かめましょう。**

なお、一般的によく知られる「寝違え」「むちうち」は頸椎椎間関節症ではなく、診断名としては「頸椎捻挫」となることが多いです。

いずれも一般的には画像検査において異常が指摘できない首の痛みのことですが、それぞれ原因が違っていて、「寝違え」は睡眠中の不自然な姿勢が問題となり起床時に首の痛みを自覚する状態で、「むちうち」は交通事故にあうなどで急激に、意図せず首が曲がったり、ひねられたりして痛みが出てしまうことです。

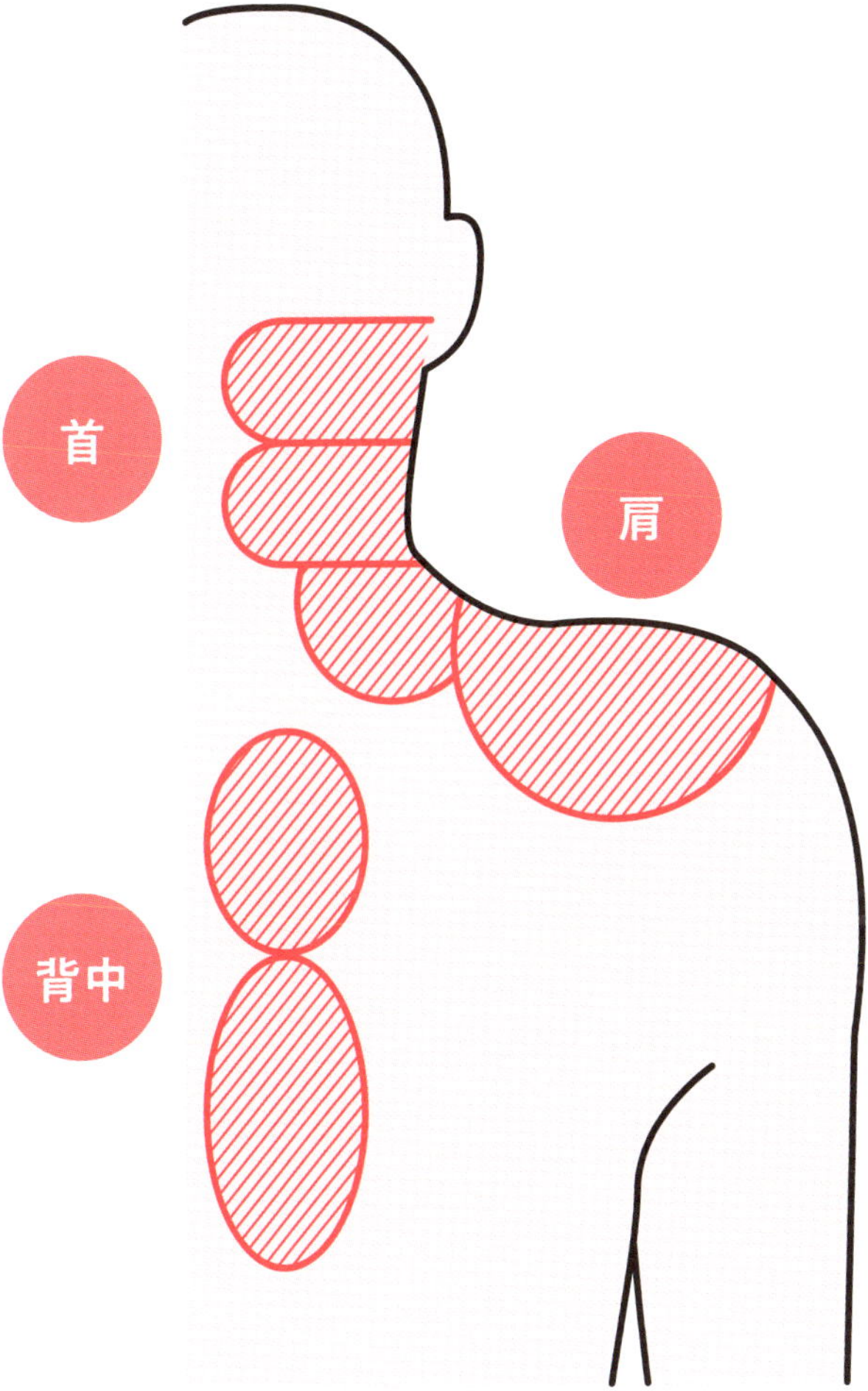
首
肩
背中

Case Presentation 17 ▸【60歳、男性】

肩と背中のこり、悪化したわけではなかった!?

タクシードライバーのQさんは肩こりと背中のこりは職業病だと思い、諦めていました。数カ月前から、「悪化している」と感じていましたが、孫の誕生などが重なり、慌ただしい日々が続き、なかなか整形外科の受診に至りませんでした。

後日、整形外科を受診して、「頸椎椎間関節症」の診断を受けました。主治医からは「肩こりもあったろうけれど、首の関節の問題もあるから、首の使い方を見直していく治療をしましょう」と説明があり、日頃の姿勢について細かい指導とセルフエクササイズ指導を受けました。

頸椎神経根症

（頸椎症性神経根症、頸椎椎間板ヘルニア）

その痛み、諦めてきた「持病」じゃなく、治療ができる痛みかも！

頸椎の神経根とは、脊髄から手や腕につながる神経が、頸椎の椎間板後方で左右（左腕と右腕方向）に枝分かれする部分です。手や腕につながる神経は、7つの頸椎の上下から手や腕に左右8本ずつ伸びています。

頸椎神経根症は何らかの原因で「神経根」が圧迫されたり刺激されたりして起こる病気の総称です。

主に加齢が原因で、椎間板が狭くなり、椎体の変形などを生じさせる「頸椎症」からくる神経根の圧迫は**「頸椎症性神経根症」**、頸椎の椎間板が変形し、直接、神経根や脊髄を圧迫する病気は**「頸椎椎間板ヘルニア」**です。

共通する症状に、肩や首の痛みや可動域の低下、手や腕のしびれなどがあり、もともと肩や首の痛みやこりがある人には気づきづらい病気と言えるでしょう。ある研究では、多くのケースで腕や手の症状より先に首や肩甲骨の痛みが出ていたことが報告されていますから、なおさらです（＊3）。

この報告は、神経根症で神経根の圧迫を解除する除圧術を受けた患者さんの調査結果ですが、70％で腕や手の症状よりも首や肩甲骨の痛みが先行しており、術後、その痛みが92％改善したとされています。

痛みがある生活は本当につらく、どんより気分が続くものです。我慢をしすぎず、痛みを軽減する治療につながることが毎日を晴れやかにするので、「消えない肩こり」と決めつけず、整形外科を受診しましょう。

Case Presentation 18 ▾【48歳、男性】

「男がすたる」気概が仇になり、要手術に進行した事例

町のお神輿の会のリーダーを務めるRさん。「肩こり程度で医者にかかるなど男がすたる」という気持ちで、首や肩の痛みに耐えていたと言います。友人たちから「神輿の担ぎすぎ！」とからかわれ、やや意地を張ったところもありました。しばらくして腕のしびれも起きましたが、病院へは行きませんでした。

やがて、指がしびれ、四肢の感覚や歩行の障害にも気づき、ようやく整形外科を受診したところ、「頸椎椎間板ヘルニア」が進行していることがわかり、手術が必要と診断されました。主治医の説明を聞き、ここまで悪化する前に何度も病気に気づくタイミングを逃していたと後悔をしたそうです。

手術によってヘルニアが神経を圧迫していたところは改善（除圧）できたものの、神経の回復には時間がかかり、術後1年を経過しても、手のしびれ

は残っていると言います。

「くよくよしても仕方がない。重症化する前に適切な医療を受ける大切さを痛感した。いい勉強をした」と話してくれました。

五十肩・腱板断裂

どちらも肩こりに隠れて見逃されること多発！

五十肩と腱板断裂については、第4章で詳しく紹介します。**成人の肩のトラブルのほとんどを占めると言っても過言でないのが「一般的な肩こり」「五十肩」「四十肩」「腱板断裂」です。**ですから、みなさんに基本的なことを理解しておいていただき、現在、症状がない人も、いざというとき適切な医療にアクセスしていただきたいと願うからです。

ただし、五十肩と腱板断裂は「〝じゃないほう〟の肩こり　第3群」としても注意を促す必要がある病気なので、本章の最後にも入れておきます。

なぜなら、五十肩や腱板断裂が起き、肩関節が動かないとき、肩甲骨に普段以上の負荷をかけ、無理やり、関節を動かすしかなくなり、結果、肩こりになるというケースがとても多いからです。

このようにどこか痛めたとき、ほかの部位を使って動かすことは「代償動作」と呼び、その結果、別のトラブルにつながることは稀ではありません。

しかし、この全体を「単なる肩こり」と軽視して、病院へ行かないだけでなく、五十肩や腱板断裂を悪化させかねない「肩こりのセルフケア」や「民間療法」に頼ってしまうと、五十肩や腱板断裂の発見や治療が遅れ、重症化する危険性が高いのです。

大切なことなので繰り返しますが、**肩こりがある人もない人も、「一般的な肩こり」と「五十肩」「腱板断裂」については基本的な知識をもっておきましょう。**

次の章を読んでいただければ基礎知識を備えられます。そして、これらは混同されがちだということを、ぜひ記憶に留めておいてください。

Case Presentation 19 ▸【44歳、男性】

痛みで眠れなくなり、ようやく気づけた「腱板断裂」

警察官のSさんは幼少期から剣道を続けています。数年前から肩こりを感じるようになっていたので、剣道の稽古の後はマッサージに通っていました。やや高額なサプリメントや健康食品も利用して、体調回復に努めたと言います。

ところが、徐々に「肩こりの悪化」を感じ、夜間、痛みで眠れないことが増えてきて、病院にかかったところ、検査の結果、「腱板断裂」が確認されました。実際、肩の動きを確認してもらうと単なる肩こり症状ではなく、肩の筋力が低下しており、特定の動きで痛みが出ることが判明しました。そこで関節鏡手術を受けました。

手術後、リハビリテーションは5カ月ほど要しましたが、その後、徐々に剣道にも復帰できました。

Sさんは後日、「痛みがない生活を送れるようになったいまだから言えることだが、放置して体調が悪化したことも、お金を無駄にしたことも悔しい。マッサージやサプリにずいぶんお金を使いました。家が買えるほどではないけれど、車は買えたんじゃないかと思います。早く受診すべきでした」と話していました。

■参考文献

（＊1）Yin, W. & Bogduk, N. The nature of neck pain in a private pain clinic in the United States. Pain Med. 9, 196–203 (2008).

（＊2）Dwyer A, Aprill C, Bogduk N. Cervical zygapophyseal joint pain patterns. I: A study in normal volunteers. Spine (Phila Pa 1976). 1990 Jun;15(6):453-7.

（＊3）Iyer S, Kim HJ. Cervical radiculopathy. Curr Rev Musculoskelet Med. 2016 Sep;9(3):272–80.

第4章

関節クイーン「肩関節」をまもろう

これを読めば大事にしたくなる！肩関節「お守り」ガイド

肩関節は思う以上にデリケートな構造！

私たち人類も、その進化をさかのぼれば牛馬のように四足歩行をしていて、いまの腕の部分は「前脚」で、後脚と同様に体重を支え、身体を移動させる役割を担っていました。肩関節と股関節の役割はほとんど同じだったでしょう。

ところが、人類は立ち上がり、二足歩行に進化しました。身体を支えることから解放され、自由になった肩関節と腕（手）は、まったく異なった機能的役割を果たすため、さらに進化します。腕と手を使い、道具をつくり、用いる。ほかの多くの動物にはできないさまざまなことができるようになりました。

このような進化の過程で、実は陰ながら大きな進化を遂げ、人類だけができることを増やしたのが「肩関節」です。

肩が進化したから手腕が使えるようになった、とまでは言いません（それを言うなら脳の進化にも触れなければならなくなり脱線してしまいます）。とはいえ肩が「腕（手）を適した位置に運ぶ」「腕（手）を適した位置で安定させる」はたらきをしてこそ、人類だけができることが増えたのは確かです。それで私は肩を「関節クイーン」と讃えるのです。

その進化のポイントは、何と言っても**身体のあらゆる関節のなかで肩関節は「もっとも動かせる範囲が広くなった（可動域の拡大）」**ことです。

肩関節は下ろしていた腕を上下にも、横にも、後ろ（各斜め）にも動かして、元の位置に戻すことができ、ほぼ全方位に腕（手）を動かせます。

一方、それだけ自由度が高まった肩は、反面、あらゆる関節のなかでもっとも外れやすい（脱臼しやすい）、デリケートな構造の関節になってしまいました。そのため、実際に脱臼の約半分は肩で起きるとされています（*1）。

肩関節の不安定さをインナーマッスルが支える

肩関節とは、肩甲骨と上腕骨で構成されています。鎖骨も、肩甲骨と胸骨をつなぐように存在し、腕を安定させ、動かすはたらきをしていますが、上腕骨に直接つながってはいません。

腕（手）をどこへでも伸ばし、安定させられるのは、まず、肩甲骨自体がほぼ全方向に動くから。肩甲骨の動きは普段、あまり意識しないかもしれませんが、肩をすくめてみるとよくわかります。

ほかの多くの関節は骨と骨が嚙み合い、滑るようにして動きますが、肩甲骨は背骨や肋骨とは筋肉でゆるくつながっているだけ。これらの筋肉、「肩甲骨周囲筋」が肩甲骨の動きを生み出しています。

そして、肩甲骨の端（腕寄り）にあるお皿（肩甲骨関節窩《か》）に、球状の上腕骨頭がふわっとはまっている構造なので、さらに肩関節の可動域は広くなっている。球状ゆえ、微妙な変化をつけて、あっちにもこっちにも動きやすいのですが、「はまっている」とはいえ、固定されていないので外れやすいわけです。

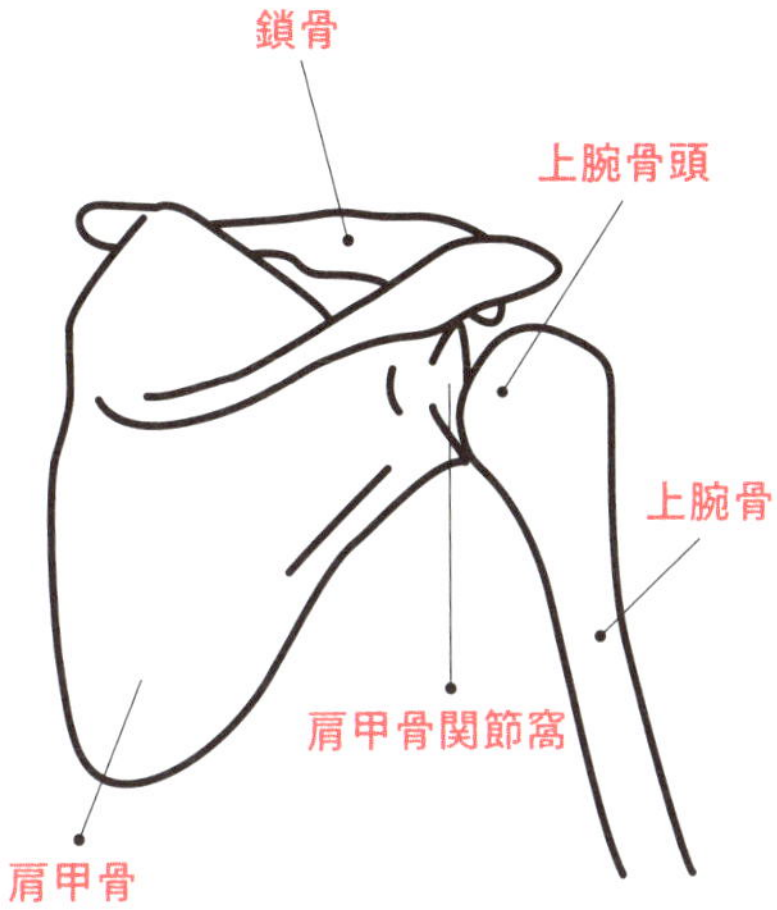

しかし、この外れやすさをカバーする構造がちゃんとあります。

肩の深部、肩関節の周りに、背中から肩をまたぎ、上腕骨まで、肩甲下筋や棘上筋、棘下筋、小円筋らの**「インナーマッスル」**があり、これらに力が入ると、球状の上腕骨頭はお皿（肩甲骨関節窩）に押しつけられ、安定が保たれるのです。

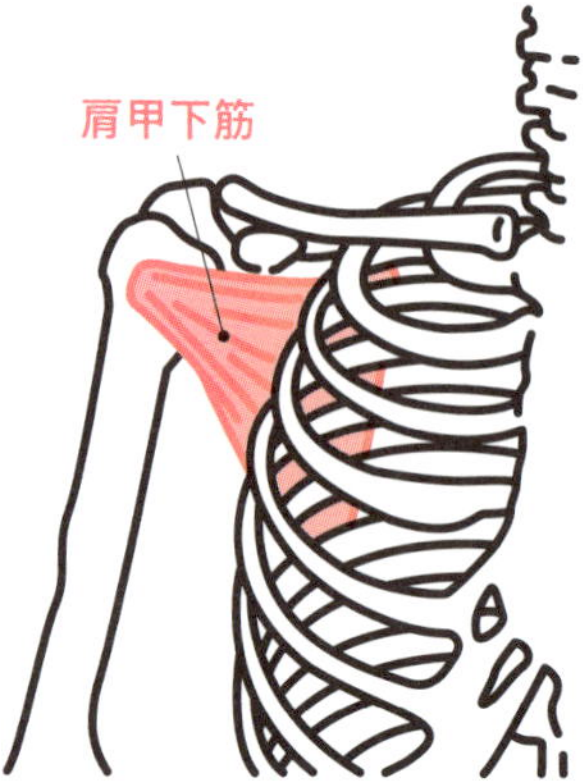

（前から見た図）

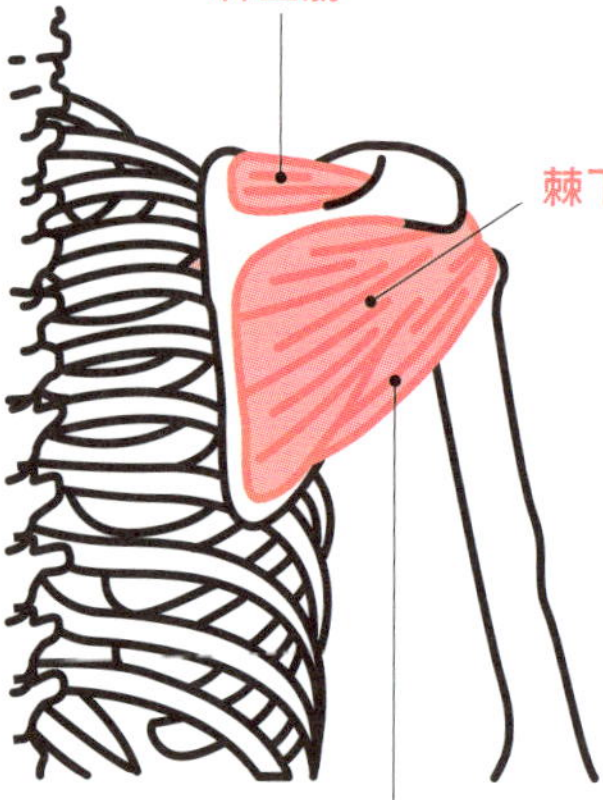

（後ろから見た図）

20代から「お肩の曲がり角」も始まる

高機能さとデリケートさを併せもつ肩を日々使って、私たちはさまざまな活動をしています。ボールを投げたり、ラケットを振ったり、パソコンを操作したり、料理をしたり、手と腕を動かすとき、また静止しているときも、私たちは肩関節をはたらかせています。

そこで生まれて20年もすると、負荷がトラブルにつながって、年齢を増すごとに特徴的なトラブルを訴える人が増えていきます。

実際には、人それぞれの生活スタイルによって起こる肩トラブルは異なりますが、おおまかに言って、年代別に次のトラブルで悩む人が増えます。

- 20代後半〜50代　肩こり
- 40〜60代　五十肩
- 60歳以上　腱板断裂

つまり20代から、肩のトラブルが増え始め、生涯を通じて、肩のこりや痛みで生活の質を低下させてしまう人は少なくないのです。

もっとも、20代以下でも、肩を酷使したり、身体をぶつけ合うようなスポーツをしたりしている場合など、関節脱臼や反復性肩関節脱臼、骨折、スポーツ性障害などで肩トラブルを繰り返してしまうことも少なくありません。

ですから、身近なトラブルやけが、故障が起こりやすく、するとその人の活動や作業に大きく影響することになってしまう、それが肩関節というわけです。

なかでも**肩こり（ここでは、じゃないほうじゃないほう、一般的な肩こりのことです）、五十肩、腱板断裂のどれか（または、3つのうちいくつか）に該当する人が大変多い**ので、ここからそれら3つのトラブルのメカニズム、原因・背景などについてご紹介していきましょう。

じゃないほうじゃない、一般的な肩こり

「不動時間」が長すぎる！　動かないと肩は傷む

先に述べたとおり、肩こりは20代後半～50代と広い年代層に起こりやすいトラブル。もっとも肩こりが多いのは20代後半～30代とされるものの、高齢者にも少なくないので、国民病とも呼ばれます。

一般的な肩こりがなぜ起こるかを簡潔に表すと、次のような負の連鎖がどこからか始まり、回転した（順番が前後する場合も）結果と言え、その背景には**「姿勢の崩れ」「動かなすぎ」**があります。

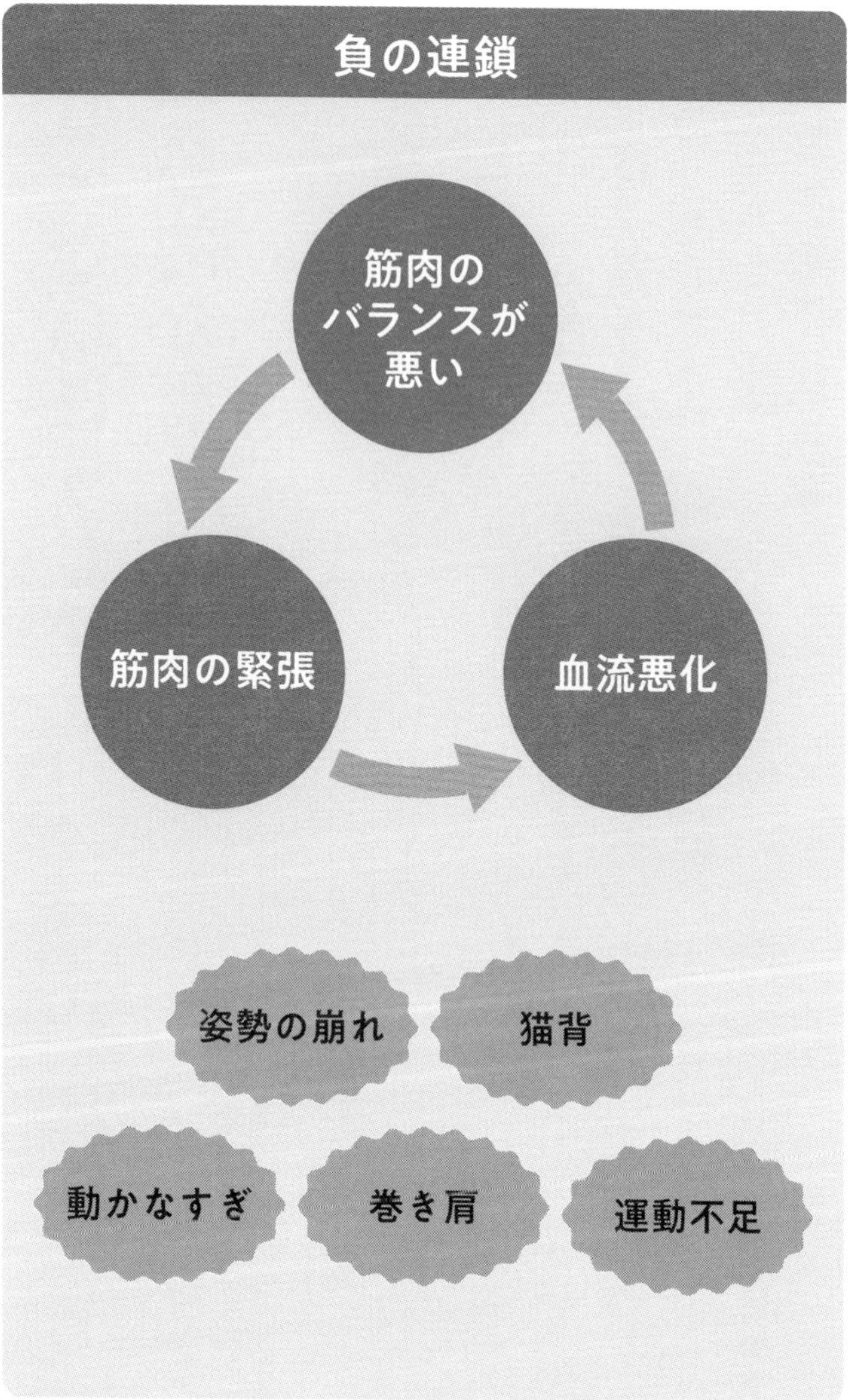
負の連鎖
筋肉の
バランスが
悪い
筋肉の緊張
血流悪化
姿勢の崩れ
猫背
動かなすぎ
巻き肩
運動不足

「はじめに」でも整形外科で一般的な肩こりの原因とされていることを列挙しましたが、さらに絞り込むと、多くの肩こりはこの図が示す悪循環のなかで起き、悪化していると言うことができます。

さらにフォーカスして述べるなら、単純に**「動かないのが×」**というのが解です。不動時間が長すぎれば、ほかにどのような対処を試みたとしても、肩こりの負の連鎖をストップすることはできません。

肩こりは身体からの「警告アラート」かもしれない

そして、たとえばじっと固まったような姿勢で作業に没頭するしかない労働環境で何年も働き続けているとしたら？　現代社会では、決してめずらしい状況ではないと思いますが、どうでしょうか。

そのような日々を過ごしていれば、ストレスが大きく抑うつや不安障害の手前の精神状態だったり、食事や睡眠がしっかりとれていなくて、年齢不相応な血管の老化が進んでいたりするかもしれない。

病気の診断がついてはいない「健康不安」が何かしら、出はじめているのではないかと思います。ですから私は、「じゃないほうの肩こり」も地続きになっている、という臨床感をもっているのです。

実際に、患者さんの話を聞いてみると、睡眠障害や眼精疲労の可能性もあると感じるケースはとくに多いです。糖尿病や脂質異常症の予備軍、軽症のうつ病など、医療にかかっていないから病気と判明していないだけで、その恐れがあるのではないか、と思うことも稀ではありません。

肩こり関連本が数多あるなか、本書が「じゃないほうの肩こり」をメインに取り上げたのは、この視点がじつは、肩こり改善に重要だからです。

専門医にかかった場合、必ず治療対象になり得るかはわかりませんが、リスクがある状態で、肩こりも重いとすると、患者さんの将来のことを考えたら、「一般的な肩こり」とだけ見て、対処してはいけないのではないか、と私は常々思ってきました。

そこでできる限り、総合的に診て、対処法についてアドバイスしますが、患者さんもいろいろで、「肩こり解消」以外のことは耳に入らない人もいます。肩こりが重くて、つらくて、少しでもラクになる方法を知りたいという心情はわかりますが、本当にラクになっていただくために必要な情報は、案外、浸透しにくいことも事実です。

自分に必要な医療を選ぶのは患者さん自身で、私たち医師にできることは医学的・科学的根拠のある診断と専門分野の治療なので、診断・説明後の判断はお任せするよりありません。

しかし、肩こり以上に健康をおびやかす可能性がある病気の早期発見のチャンスを逸し、肩こりも改善せず、治療迷子になってしまう患者さんを増やしたくはありません。そこで、こうした執筆活動やYouTubeの配信などで、情報発信を続けています。

肩こりを自力で解消するなら「肩甲骨を動かす」

先に、肩甲骨は背骨や肋骨とは筋肉でゆるくつながっているだけで、これらの筋肉、

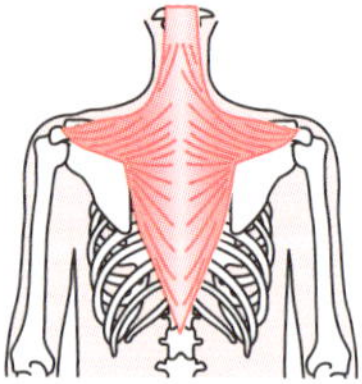

僧帽筋

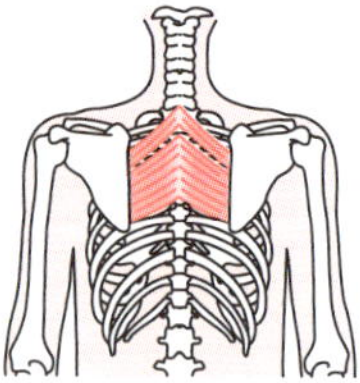

菱形筋

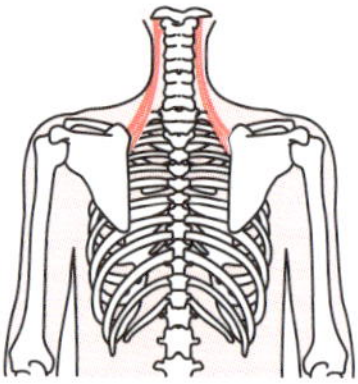

肩甲挙筋

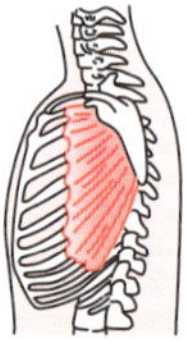

前鋸筋

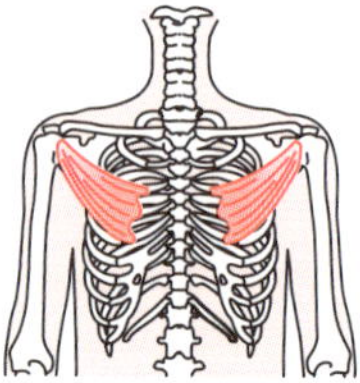

小胸筋

「肩甲骨周囲筋」が肩甲骨の動きを生み出している、と述べました。

肩甲骨周囲筋とは、肩甲骨に付着している大小20以上の筋のなかの、主に僧帽筋や前鋸筋、肩甲挙筋、菱形筋、小胸筋のことご理解ください。

「姿勢が崩れる」と、これら肩甲骨周囲筋に偏って負荷がかかります。

そして、そのまま「動かない」状態が長く続くと、「筋肉のバランスの悪化⇕筋肉の緊張⇕血流悪化」の無限ループとなる。肩こりのメカニズムはとてもシンプルです。

そのため、**一般的な肩こり症状に関しては「肩甲骨周囲筋を動かす」ことで、このループを止められ、解消できるわけです。**

自分で「胸を張る」ことができる人なら、特別なストレッチやマッサージが必要なほど筋肉が縮んでしまっている人はまずいませんから、軽く、ちょくちょく動かすことこそ大事。それが姿勢の改善につながります。

本書では作業の合間にできるシンプルな方法（動かし方）として次の章で「ハイパワーポーズ」をご紹介します。

病院にかかると消炎鎮痛剤が処方されることがありますが、これは一時的に痛みを軽減するためだけのもので、長期間、飲み続けるのはお勧めできません。

薬には作用の反面、副作用もありますので、消化器や腎臓など内臓への負担を考えても服用は短期間、限定的（痛みで眠れないとき、など）と考えてください。肩甲骨を動かして自力で症状を軽減していくようにしましょう。

消炎鎮痛剤として一般的なものはＮＳＡＩＤｓ（非ステロイド系抗炎症薬）のロキ

ソプロフェンやセレコキシブですが、これらは長期内服によって腎障害や胃潰瘍リスクがあることが知られています。

そのため私はＮＳＡＩＤｓであれば、長くても１カ月以内の処方とし、さらに患者さんには、時々、「服用しないタイミング」をあえてつくってもらいます。症状の変化を確認するよう促し、リスクを負って服用する必要があるかを見極める必要性を伝えています。

一方、湿布や塗り薬などの外用薬は副作用が少なく、皮膚を通じて成分が浸透するため深部の筋肉には届きにくいものの、肩こりに関係する表層の肩甲骨周囲筋には成分が届きやすいと言え、比較的、症状軽減作用が期待できます。

ただし、最近は「貼る飲み薬」と言われるくらいに血液中に浸透する湿布薬も増えてきましたので、そのタイプの湿布は飲み薬に近いリスクがあると認識しましょう。

五十肩、40代で起きれば四十肩と呼ぶ炎症

五十肩の正体は「肩関節周囲炎」、または「凍結肩」

40～60代に起こる肩のトラブルとして知識をもっておきたいのは、五十肩。40代で起これば、四十肩と呼び、同じ症状です。

五十肩、四十肩いずれも、実は正式な病名は別にあって、軽症の場合「肩関節周囲炎」、重症の場合は「凍結肩」「癒着性肩関節包炎」とも呼ばれます。

肩関節周囲炎は名前のとおり、肩関節周りに炎症が起き、炎症部位に負担がかかると痛みが出て、可動域の制限が生じる病気です。

凍結肩はまるで凍りついたように肩が動かなくなることを意味し、その原因は本来柔らかい関節包（肩関節を包む膜）が炎症によって厚く、硬くなり、周囲と癒着するためで、その状態を癒着性肩関節包炎とも言うのです。

関節包は、そもそもインナーマッスル（170ページ）とともに肩を安定させるはたらきをするものです。

しかし、40年、50年と肩を使い続けると悲鳴をあげるのかもしれません。「これ以上、肩を動かさないで！」と厚くなり、必要以上に動かないように硬くなる。私は五十肩についてはそのような仮説を立てています。

臨床感として、五十肩は誰にでも起こり得るトラブルと感じていて、肩に特別な負担をかけるスポーツをやってきた人や、力仕事で酷使している人がなりやすい、とも限らないという印象を持っています。**誰にでも起こるのが四十肩・五十肩です。**

「たいしたことない」「そのうち治る」は大きな誤解

一般的には病名などより「五十肩」「四十肩」として知られるせいか、経験したことがない人には「症状が軽い」と誤解されていることが少なくありません。

しかし、実際には五十肩のもっとも強い症状が出ると、とてもつらいものです。とくに重症化（凍結化）すると痛みが強くて夜も眠れず、腕も上がらなくなり、生活に大きく影響します。

ある研究では、**五十肩の人のうち77％もに気分の落ち込み（抑うつ）が見られた**と報告されており（＊2）、別の研究では五十肩の発症から2年以上経過した患者さんの60％に、肩の可動域制限が残っていたという報告もあります（＊3）。**つまり「一過性の軽いトラブル」、「放っておいてもそのうち完全に治る」というものではないのです。**

つらい痛み、動かない肩にどう対処する？

転んで肩をぶつけてしまった。そんな思い当たる原因もなく、ある日、肩の痛みや動かしづらさを感じるのが五十肩です。左右片方に出るとは限らず、両肩同時に症状が出ることもあります。我慢せず、整形外科を受診しましょう。

一般的に五十肩は患者さんの状態を3つのステージ「炎症期（急性期）」「拘縮期」「寛解期」に分類し、治療方針が提示されますが、実際はそんなに単純ではありません。**炎症期と拘縮期、拘縮期と寛解期がオーバーラップしていることも多いですし、ときに拘縮期を経ずに寛解期になったりもします。**

五十肩は3つのステージで考えるよりも、**「炎症」と「拘縮」という2つの問題に対処することを方針にする**と、治療がシンプルになります。

炎症の時期に患部を動かすと痛みが強く、炎症が悪化するので、消炎鎮痛剤（服薬や外用薬）を用いて、患部は安静にします。一方、拘縮に対処するにはセルフケアや理学療法（通院でのリハビリ）で肩関節の可動域（動かせる範囲）を拡げていきます。

つまり、安静と活動（可動域を拡げる）という、相反することが必要になるのです。

そこで、日常生活ではできるだけ安静に、痛みが出ないように過ごし、1日のなかで数回、セルフケアとして可動域を拡げるストレッチをすることを推奨しています。

大事なのは「翌日、痛みが増していない」ということを確認しながら行うことです。

翌日に痛みが増していれば、前日のセルフケアは「強すぎた」もしくは「多すぎた」ということになります。そうであればシンプルに減らせば◎です。

翌日に痛みが減っていれば、もう少しセルフケアを「強くする」もしくは「多くする」こともできるかもしれません。このように考えながらコントロールすることを推奨しています。

消炎鎮痛剤などは炎症と痛みに作用するものの、硬くなった肩を改善することはできません。そこで可動域制限が悪化したままなら、物理的に動かし、可動域を取り戻していかなければなりません。

さらに炎症を強めるリスクがすくない基本となるセルフケアとして「肩甲骨を動かす」というエクササイズがあります。肩関節を動かさずとも、その土台の肩甲骨を動かすだけで、実は結構腕は動きます。逆に肩甲骨の動きが悪いと肩関節に負担がかかり五十肩が治りにくくなりますので、まずは第5章で紹介する「ハイパワーポーズ」を無理しない範囲でやってみましょう。

腱板断裂、肩インナーマッスルの要の損傷

玄関を開けたら痛たっ！　腕をひねると痛みが出る腱板の損傷

60歳以上の人に起こりやすい肩の病気が「腱板断裂」です。若い人では患者さんは男性、患部は利き腕に比較的多く起こりやすいですが、加齢とともに利き腕に限らず起き、男女差もなくなります。

腱板とは、170ページで紹介した肩のインナーマッスル（肩甲下筋、棘上筋、棘下筋、小円筋など）の端のスジを指します。

170ページの図を見ていただくと各筋肉が肩関節（上腕骨頭）に接続する部分が

ありますね。この部分が「腱板」です。

本来なら腱板は上腕骨の出っ張り（大結節と小結節）に付着していますが、**加齢による変性や外傷などの影響で一部が骨から剥がれ、穴が空くように断裂する**のです。穴があっても、一部骨が露出しただけで関節内外が貫通していなければ部分断裂、完全に穴が貫通してしまったら完全断裂と診断されます。

腱板は主として肩関節が腕を回旋させるはたらきを支えているものです。そのため症状としては、腕をひねったときに肩に痛みが走りやすいです。

また、腕を遠くに伸ばそうとしたときにも、肩に痛みが走ります。腱板は、インナーマッスルとともに肩を安定させるはたらきももっているので、腕を伸ばしても肩が安定するように、普段以上にがんばって支えるため、痛みが起こるのです。

患者さんが自分の肩トラブルに気づくタイミングとして、ドアノブを回したとき、髪を洗うとき、洗ったお皿を拭くとき、遠くのものを取ろうとしたとき、ラジオ体操をしていたとき、など、まさに腕を「ひねる」、「伸ばす」タイミングでの痛みであることが多いです。

腱板断裂で起こりがちな早とちり

腱板断裂が起こってすぐは炎症が生じるため、強い痛みを感じます。ところがしばらくすると徐々に炎症が落ち着き、断裂したままなのに、痛みが軽減していく人が一定数います。

そこで「治った」と早とちりしてはいけません。腱板の断裂が自然治癒することはほとんどありません。

ある研究で、手術をしなかった腱板断裂の患者さんを2年半、経過観察したところ、断裂サイズが小さくなっていたのはわずか8%でした（*4）。断裂サイズが小さくなり、断裂の修復が起こるとしても、相当な年月が必要だ、と考えることができ、自然治癒はあまり期待できないと言えます。

ところが、断裂したままでも痛みがないと「治った」とまでは思わなくても、病気を軽く考えてしまいがちです。

しかし、自然治癒は望めないのですから、断裂した場所を特定し、その位置により痛みが出やすい動きや、力を入れにくい動きを診断してもらい生活に配慮しなければ、病状悪化と生活の質の低下をまねきます。

ＭＲＩや超音波検査などの画像検査で、断裂の状態を診断してもらえるので、そのような検査が受けられる整形外科を受診してください。

腱板断裂が重症化し、断裂サイズが拡大していくと、インナーマッスルのはたらきに影響し、肩に力を入れたり、腕をあげたりできなくなってしまう場合もあります。

私は、痛みが軽減した患者さんには、

「腱板断裂は治っていないのに、身体が治そうとする『炎症反応』は鎮まってしまった。つまり、身体が自力で腱板をくっつけようとするのを諦めてしまった状態と考えましょう。だからこそ診察の継続とセルフケアが重要です」

と説明し、とくに注意を促しています。

痛みが軽減してきたときには、患部以外の断裂していないインナーマッスルを上手に使えるようになるためのセルフケアをして、重症化を防いでいくことを提案するのです。その方法は、断裂の状態により個別性が大きいので、主治医とよく相談するのが賢明です。

痛みの出ない範囲で、第5章で紹介する「ハイパワーポーズ」をしていただくのはOKです。

腱板断裂の治療と手術

断裂してしまった腱板を元通りにするには現状、手術しかないのですが、すべての患者さんに手術の適応があるかというと、そうではありません。

なぜかというと次の2つの理由があります。

- 腱板が断裂していても痛みのない人が一定数いる
- 腱板断裂の手術は成功するとは限らず、修復しても再断裂する人が一定数いる

このため、腱板断裂の治療では、まずはリハビリ（セルフケア）、消炎鎮痛剤（服

薬や注射）の利用などの保存療法が一般的です。

ただし私は、一律に第一選択として保存療法を推奨するという方法は取っていません。なぜなら、保存療法をしている間にも少しずつ腱板断裂の穴が大きくなっていくことが少なくないからです。

先ほども述べたとおり、自然修復の可能性が著しく低い腱板断裂において、一律に保存療法を勧めるのが正しいとは思えないのです。穴が小さいうちに修復して、しっかりリハビリをした方が望ましいと考えるケースも多々あります。

一方で、医師の手術スキルはまだまだ個人差があるため、医師によって保存療法と手術療法の推奨具合にもバラツキが出てきてしまうのが現状、課題だと考えています。

断裂によってできた腱板の穴を塞ぐ手術は、術後の再断裂の可能性が比較的低いことから「穴が大きすぎない状態（概ね重症度の判定で大断裂以下）」で行うことが推奨されます。

手術は、術後約1～2カ月の患部固定、数カ月のリハビリなどが必要になり、生活への影響も大きいことです。さらに適応するかどうかの判断は断裂の状態により個別性が高いことなので、主治医とよく可否について相談した上で、決めることになります。

私は、患者さんの断裂が徐々に重症化し、肩関節の軟骨がすり減ってしまうと人工関節置換術が必要になることもあるため、腱板断裂を放置せず、手術をご提案することも多くあります。

そして、生活や予後についてよく相談し、患者さんが自分にとってベストな選択ができるよう伴走しています。

Case Presentation 20 ▼【52歳、男性】

つらい肩こり、抱え込んではいけないとわかる事例

鉄工所に勤めるTさんを悩ませていたのは、「肩こりがひどくなり、仕事に影響が出て、同僚に多大な迷惑をかけている」ことでした。

Tさんは、当初は肩こりを自力で解消しようと市販の痛み止めを常用、お灸をしたり、健康食品を食べたり、思いつく限りのことをしたものの、効果がなかったので、肩こりの改善を諦めていたそうです。

「自分はもう会社で役に立たないかもしれない」とやや後ろ向きになって元気がなくなり、心配した同僚の勧めで産業医の診察を受けました。

産業医は「単なる肩こりではない可能性」を考え、Tさんに私の外来を受診することを提案してくれました。

私がTさんを診察したところ、五十肩（凍結肩）によって肩関節が動きにくくなり、肩甲骨周囲筋ががんばりすぎて緊張した状態になるため肩こりになっていると考えました。さらに、画像診断で小さいながら腱板断裂が起きていることが確認できました。

私は、一旦、休職する必要はあるものの、保存療法ではなく手術とリハビリで治し、復帰することを提案し、Tさんも前向きに検討中です。

治療迷子や重症化を防ぐために知っておきたいこと

「ニセ医学・ニセ医療」に騙されてはいけない！

本章の冒頭でもお伝えしたとおり、肩関節は特別な進化を遂げ、とても高機能になった反面、安定性は犠牲になり、ひときわ傷つきやすい関節となったと言えます。そのデリケートさが伝わることを願って、私は「キング」でも「プリンス」でもなく、「クイーン」と称しています。

実際には、幅広い年代の、多くの方が何らかの肩トラブルを抱え、つらい思いをするほど、体験的に肩関節クイーンの繊細さ、大切さを実感されるのを見ていますが、できればトラブルのないうち、軽いうちに、「大事にしよう」と思い、心がけていただきたい。そこで本章の最後に、すべての肩のトラブルに関係する大切なことをまとめてお伝えしたいと思います。

少し前、やたらに**「肩甲骨はがし」**のPRを見ました。先にも述べたとおり、確かに肩甲骨は背骨や肋骨とは筋肉でゆるくつながっているだけで、ほぼ全方向に動くので、自由度が高いという意味で「浮いているようだ」と言われることもあります。

しかし、不良姿勢などが原因で、肩甲骨があたかもどこかに癒着し、「はがさなければ健康を害す」的なセールストークで「肩甲骨はがし」をPRするなどは、医学的には荒唐無稽も甚だしく、問題だと思います。

確かに、肩甲骨の動きをよくすることは肩のセルフケアにおいても大切な視点です。「はがす」は比喩であり、はがれることも、はがす必要がないこともわかっていて、「『肩甲骨はがし』で肩甲骨の動きをよくしましょう」と言うのはまだいい。そのようなマッサージやストレッチの施術を受ければ、「気持ち良くて、リラックス&リフレッシュになりますよ」と言うのもいいと思います。

けれど「はがさなければ健康を害す」と言うからには医学的・科学的根拠を示さなければならないと思うのです。「ある論文では」などと記してあっても、研究内容と出典が明らかでない場合は信用するに値しません。

なかには施術している側が根拠のない「ニセ医学情報」を盲信し、背中から肩甲骨の裏側に手を入れてはがそうとしていることなどもあるようです。滑稽であると同時に、罪深いと感じます。

施術を受けて、「よく動いている」、「動くようになった」と言われることがあるかもしれません、自分としてもそのように感じることもあるかもしれませんが、その多くは気のせいです。良いほうに考えて、一時的にこりがほぐれ、快適に感じた、ということでしょう。普段の生活に戻れば、またすぐ不調を覚えるという経験がある人は多いと思います。

私は、過去に何度も肩甲骨周りの手術をしていますが、何かはがす必要があるほど癒着しているような状態を見たことはありません。そして、医学的に不良姿勢を正す

のに肩甲骨の可動範囲をことさら拡げる必要もない、と考えます。

「胸を張る」ことができるなら、肩甲骨は十分に動いています。人に動かしてもらわなくても、自分で動かせばいいだけです。


「肩甲骨はがし」にかぎらず、骨をずらすと言ったり、小顔に矯正すると言ったり、痛みを感じることが効いている証だとしたり、医学的には根拠のないさまざまなニセ医学宣伝があり、同じように問題だと思っています。みなさんも医療ドラマの手術シーンなどで電気メスやドリルなどの工具を用いているのをご覧になったことがあるでしょう。そんな手術以外の手技で癒着の処理や骨格矯正ができるわけがありません。

そして、**痛みを感じるような施術は、基本的にすべて避けたい**もの。俗に言う「揉み返し」のような痛みが施術後に出るのも、症状の増悪の可能性があり、そんなリスクを負うのは避けるのが賢明です。

バキバキ音を鳴らして関節や骨を動かすような施術も、私はちょっと怖くて、自分では絶対に受けたくありません。

ちなみに、ちょっと肩をまわしたときや、セルフケアをしているときにもゴリゴリ音が鳴ることがあります。なぜ音が出るのか？　気になる人は多いと思いますが、肩の音についてまだよくわかっていません。

指を動かすと音が鳴るメカニズムを研究した結果が論文になっているものの、あらゆる器官で起こる音の説明として十分ではないのでご紹介は控えます。

音については、私の臨床経験上、痛みなくちょっと音がするものは気にしなくていいと思います。明らかに音が大きく、周囲の人にも聞こえてしまうほどの音がする、音が出る以外に痛み、発熱、体重減少などの症状がある場合は、整形外科か内科を受診し、調べてもらってください。

サプリメントや健康食品に過度な期待はNG

肩だけでなく、ほかの関節などでも、整形外科系のトラブルを感じたとき、まずサプリメントを摂取して、しばらく様子を見ようとする患者さんは少なくないようです。

しかし、サプリメントは医薬品ではなく食品です。成分の治療効果が認められていれば医薬品になっているはずなので、そもそも大きな効果を期待して摂取するものではないとご理解ください。

いくらか健康知識がある方が「ひざの軟骨がすり減ってきたのだろう」などと自己診断をし、サプリメントを利用したとして、その自己診断が間違っていることもあります。

まず整形外科で、痛みなどの症状の陰にある問題について医師の診断を受け、セルフケアについても相談するのが賢明です。そうしてこそ自分に適した健康知識が深まり、人生に活かせるというものでしょう。

私は以前、私のYouTubeチャンネルに登録し、視聴してくれている医師750人ほどを対象に「『この分野は最もニセ医学・ニセ医療が多い』と感じている分野はどれか?」と問う、アンケート調査を実施しました。

結果は「サプリメント・健康食品業界」が最多で、57%でした。

日々の食習慣はその蓄積によって健康を左右することがあるので、食べるものや食べ方を選び、ある程度の投資をすることは無駄ではないと思います。

しかし、食品は医薬品ではないので「食べただけ、飲んだだけ」で、関節軟骨のすり減りを防いだり、病気を治したりする効果を期待することはできません。

肩トラブルをきっかけに〝健康資産〟形成を！

先にも述べたとおり、「じゃないほうの肩こり」と「じゃないほうじゃないほうの(一般的な)肩こり」は地続きです。そして中高年に増える肩の問題(五十肩、腱板断裂)も、肩こりと関係しています(181・186ページ)。

本書をお読みいただくと、「じゃないほう」が先の肩こりもあれば、「じゃないほうじゃないほう」が先の肩こりもあって、結局、どちらも入り交じるともご理解いただけると思います。

いわゆる「卵が先か、鶏が先か」は肩こりにおいても起こりえます。取り上げた医学論文は、因果関係(原因と結果の順序)がはっきりしている研究と、単に関連がある（原因と結果の順序は不明だが、関連はある）という研究があります。現時点で、関連があるとする中にも、見捨ててはおけないものがあったので本書ではご紹介しました。

卵か、鶏か、はっきりはしないほど、肩こりはいろいろな疾患や習慣と関連している――それだけははっきりしていると言えます。ならば、肩こりがある時点で、全身の健康に目を向けていただきたいのです。

一般的な肩こりだとしても、それが出現した事実をどう捉えるかで、未来の健康に差が出る。私は医師で、たくさんの患者さんを診察してきた経験から、そんなふうに思ってしまう。深刻に考えすぎでしょうか？

一方、肩こりをきっかけに、疲労や運動不足の解消にめざめ、肩こり改善ばかりか、全身のコンディションや、仕事のパフォーマンスを上げる患者さんも実際にいます。

もう少し重い肩の病気で大変な治療を長期にわたって経験し、あきらめずにリハビリをし、自分の身体とその健常さが何よりの資産だと気づいたと言った患者さんもいました。人生に光が差しましたと言っていただいたときには心の底から喜びました。

確かに、人生100年と言われる時代、人生50年、80年と言われていた頃からさほど進化はしていない私たちの身体の健康は、何よりの資産だろうと私も納得しました。

ぜひ読者のみなさんにもかけがえのない身体と健康を自分で大事にしていただきたいと願います。**つらい肩こりも、あなたを苦しめるために出たのではなく、あなたの資産を増やすきっかけとして現れたとお考えください。**次章では健康資産の形成にお役立ていただける情報をお伝えしましょう。

なお拙著「肩こり・五十肩・腱板断裂　肩の痛みがよくなるすごい方法」（学研）でもセルフケアでの運動法をご紹介しています。必要に応じて参考にしてください。

（＊1）Rachel Abrams, et al. StatPearls Publishing; 2023 Shoulder Dislocations Overview
（＊2）Ebrahimzadeh, M. H., Moradi, A., Bidgoli, H. F. & Zarei, B. The relationship between depression or anxiety symptoms and objective and subjective symptoms of patients with frozen shoulder. Int. J. Prev. Med. 10, 38 (2019)
（＊3）Shaffer, B., Tibone, J. E. & Kerlan, R. K. Frozen shoulder. A long-term follow-up. J. Bone Joint Surg. Am. 74, 738-746 (1992)
（＊4）Safran, O., Schroeder, J., Bloom, R., Weil, Y. & Milgrom, C. Natural history of nonoperatively treated symptomatic rotator cuff tears in patients 60 years old or younger. Am. J. Sports Med. 39, 710-714 (2011)

第5章

究極のシンプルさ！エビデンスに基づく肩関節セルフケア

人生100年、肩を守りきるなら「身体を開け！」

気づいたときに「オープン」、それでOK！

これまでに私が出版した健康実用書では、肩関節の健康を維持・改善するトレーニング法やウォーキングのハウツーなどをご指南してきました。

しかし、本書はビジネスパーソンが手に取りやすい新書サイズで、健康実用書とはいえ、読み物の要素が大きく、構成スタイルがやや異なります。

そこで、シンプルかつプリミティブな発想で、「これだけ！」に大きな意味のあるケア法をお伝えし、忙しい毎日のなかでも無理なく続けていただけるようにしたいと考えました。結果、ご紹介するのは「ハイパワーポーズ」です。

いつでも気づいたときにワンアクションでポージングしていただくだけ、なのですが、これが実は肩関節はもとより、脳・心・身体の健康づくりにとても重要です。

日々のマインドやパフォーマンスをも左右すると、いくつもの医学論文で注目されているセルフケア法です。

後に詳しく述べますが、**「ハイパワーポーズ」はしばらく、気持ちいいと感じていられる間だけ、その姿勢になっていただければOK**というものです。

「ずっと姿勢を保たなければならない」「いつも姿勢を気にしていなければならない」などと思う必要はないので、気軽に取り組んでいただけるのではないでしょうか。

ちょっといいポーズでいる時間がだんだん長くなる。それが目標です。

そうなると見た目もさらに、はつらつ、堂々と、若々しく見えて一石二鳥ではないかと思います。

「身体を開く」と起こるいいこと

いくつかの論文で解説されている「ハイパワーポーズ（身体を開くこと）の効能」をご紹介すると、以下のとおりです。

- 意識して身体を開く姿勢をとることとは、革新的なアイデアを生み出す創造性を高める（＊1）
- 何かを学ぶ折に身体を開く姿勢でいると、ポジティブな気分で勉強することができる（＊2）
- ハイパワーポーズは自信やポジティブなセルフイメージ形成に役立つ（＊3）
- ハイパワーポーズは、減少すると精神の安定に影響する男性ホルモン「テストステロン」を上昇させ、ストレスが増えたときに増加するため〝ストレスホルモン〟と呼ばれる「コルチゾール」を減少させる。その結果、パワフルなマインドでリ

スクに立ち向かう姿勢（リスク耐性）が高まる（＊4）

などの研究結果が論文になり、発表されています。こうしたテーマは根源的な健康づくりにつながるものなので、私も大いに関心を寄せる分野です。

最新の現代医学を担う医師だからこそ、**症状に対処する医療に限らず、病気やトラブルを寄せつけない「0次予防」の健康づくり**に対して、目を向けていなければならないと考えているからです。

読者の方にも、ブレイン（脳）ヘルスや、マインドフルネスなどに関心をお持ちの方は多いのではないでしょうか。それが、ワンアクションで、誰でもすぐできるポーズをとるだけで、このような効果が望めるといいます。

最後の、ホルモン分泌との関係を明らかにした論文は、人がもつ健康になる力の真価を感じて、私は非常にワクワクしながら読みました。

ただし、それ以降の再現性の検証において議論がなされてきたようで、結論としては、ホルモンレベルでのエビデンスは不十分というのが現状です。しかし、私は閉じた姿勢より開いた姿勢の方が主観的にポジティブになれるのは間違いないだろうと考えていますし、主観とマインド（脳）は密接に関連しています。のちに述べるように肩周りのメカニズムを考えたとき、開いた姿勢を取ることのメリットはとても大きいといえると思っています。

みなさんはぜひ実際に「ハイパワーポーズ」でからだをリセットする習慣をもって、ご自分のからだで科学的根拠を実感してみてください。もちろん私も、仕事の合間に「ハイパワーポーズ」でリセットしています。

「閉じた肩」はトラブルをまねく

第4章でご紹介したとおり、肩こりはじめ肩関節の病気、問題には、巻き肩や猫背など「開く姿勢（ハイパワーポーズ）」とは真逆の、「閉じた姿勢（ローパワーポーズ）」が大いに関係しています。

ポーズをとってみればわかりますが、ハイパワーポーズで巻き肩や猫背にはなれません。**ポイントとしては「左右の肩甲骨を背骨にちょっと寄せる」、「過度にうつむかない」に尽きます。**詳しいハウツーは後ほどご紹介しましょう。

首や肩、背中、腰のこりや痛み（背部痛）すべてに、不良姿勢である「閉じた姿勢（ローパワーポーズ）」が関わり、症状を増悪させるリスクだと言ってもいいでしょう。

ですから、肩周りのケアにもってこいのポージングが「ハイパワーポーズ」だと、肩の専門医として自信をもってお勧めします。

どんないい姿勢でも「固定されること」はＮＧ

ただし、先にも述べたとおりハイパワーポーズがいいからと言って、ずっとその姿勢でいることをお勧めするのではありません。

どんないい姿勢も続ければ疲れ、自然に崩れますから、同じ姿勢を保てと言うのは非現実的。そして非医学的です。

そもそも医学的には「いい姿勢」は定義されていないようです。私が調べた限り、科学的根拠を示し、作業や活動に関係なく万能な「いい姿勢」を提示した論文などは見つかりませんでした。

むしろ同じ姿勢を続けず、姿勢が崩れていくことも含めて「動く」ことこそ大切です。姿勢が変化することによって、偏って負荷がかかっている器官のこりや疲労を防ぎ、血液や酸素のめぐりを改善することになるので、医学的に「姿勢を保ちましょう」とは勧められないと考えます。

そして、みなさん仕事や家事などの作業中に「姿勢に意識を向け続ける」のは難しいのではないでしょうか。そんなことをしていたら、集中力が途切れ、パフォーマンスの質が低下してしまうのではないかと思います。

ですから、作業の合間に、気分転換を兼ねてひと息つく感じで、ハイパワーポーズをとってみるだけでいいのです。

それさえも難しく、集中すると2、3時間、固まったまま作業に没頭してしまうのが常の人は、いっそのこと「ハイパワーポーズをとらずにはおられない」環境を用意してしまう、というのも一手だと思います。

現代ではパソコンを利用して作業をしている人が多いと思いますので、パソコン操作をする環境を、一時的に「ハイパワーポーズをとらずにはおられない」環境に変える例を214ページで図解しましょう。

いつもの環境と、自ずとハイパワーポーズにならざるをえない環境。交互に使えば、姿勢を意識せず作業に集中しつつ、セルフケアも自然にできてしまいます。

無敵の姿勢「ハイパワーポーズ」

作業の合間に、身体をリセットするよう、しばらくポージング。気持ちいいと感じられる間、続けてＯＫ！　そのまま作業するのも◎。しばらくしてポーズが崩れるのは自然なこと。気にしないで、またしばらくしたらポージングを！

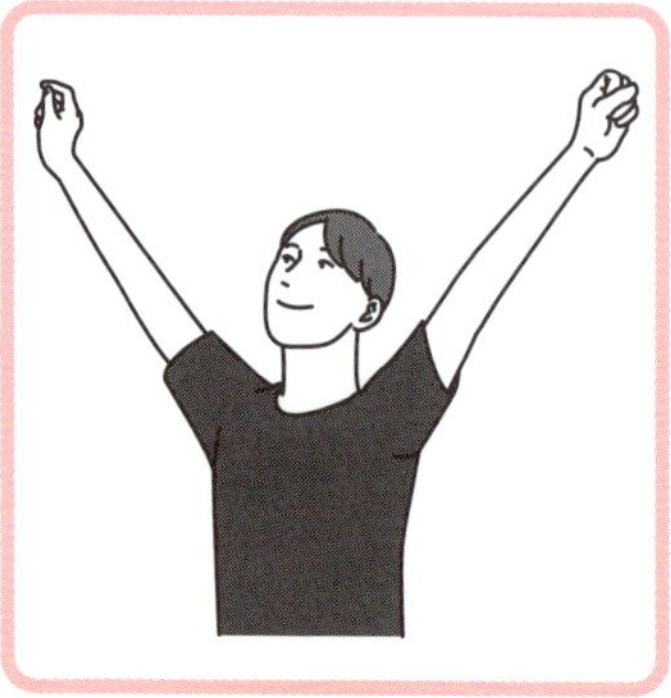

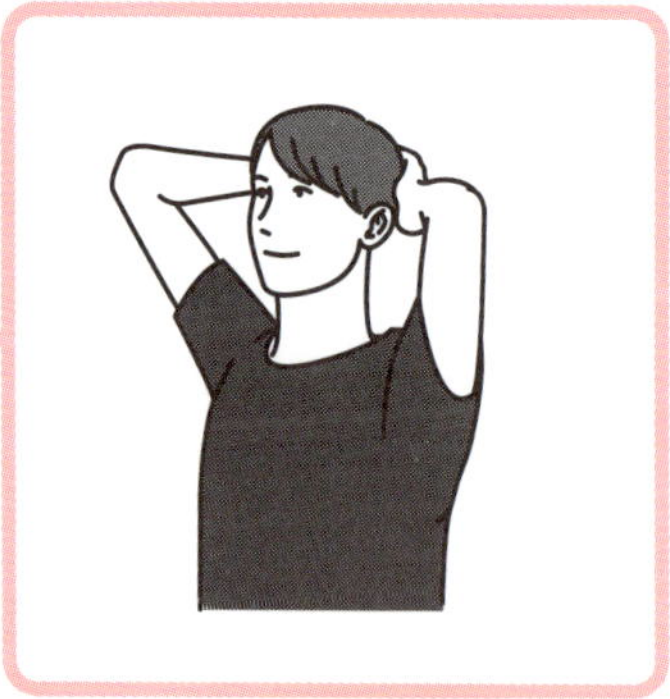

肩甲骨を寄せるのに「広めのバンザイ」「腰に当てる（やや後ろが効果的）」「頭の後ろにまわし首を支える」も◎

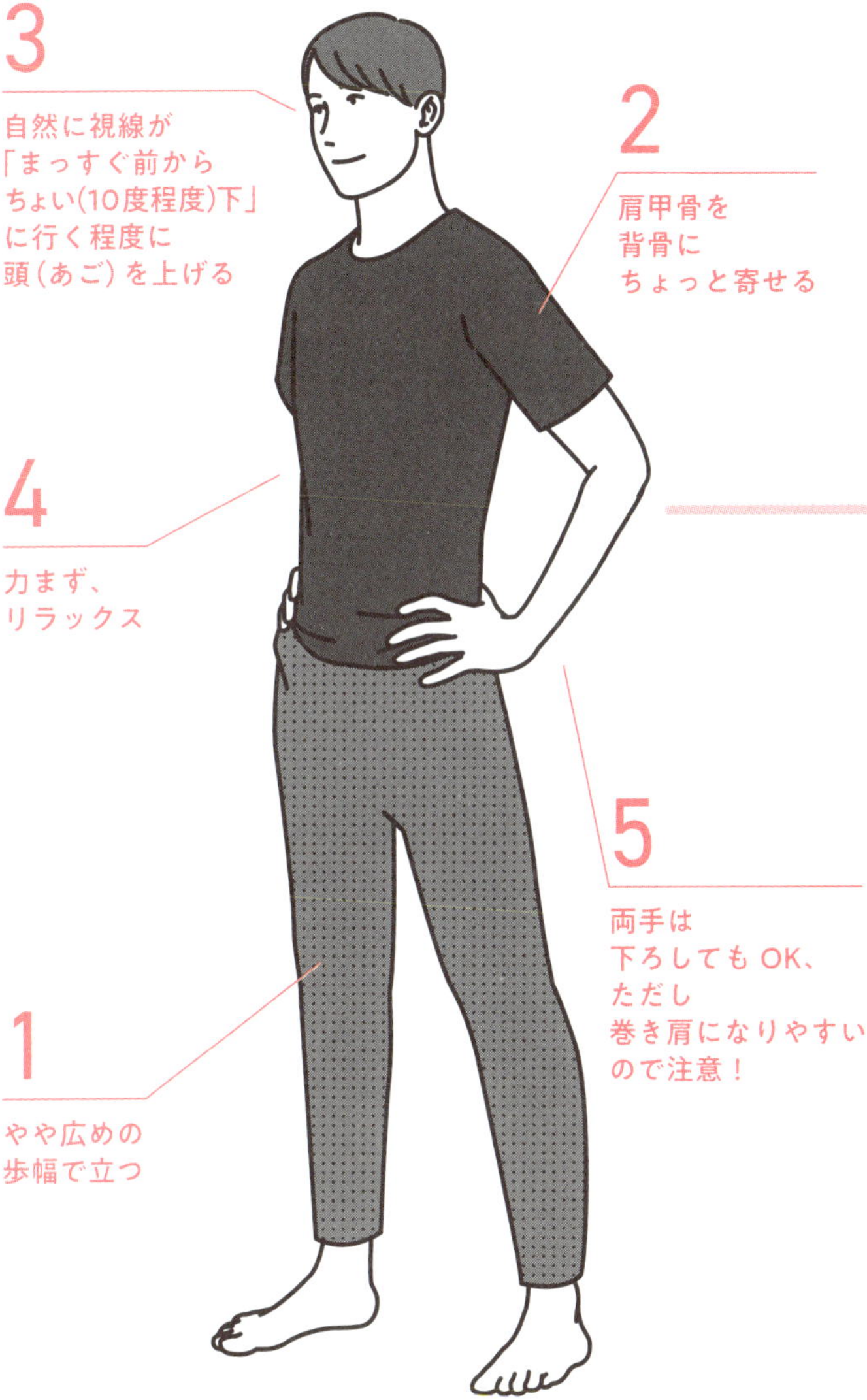
3
自然に視線が
「まっすぐ前から
ちょい(10度程度)下」
に行く程度に
頭(あご)を上げる
2
肩甲骨を
背骨に
ちょっと寄せる
4
力まず、
リラックス
5
両手は
下ろしても OK、
ただし
巻き肩になりやすい
ので注意！
1
やや広めの
歩幅で立つ

自然に「ハイパワーポーズ」になるPC環境

いつものＰＣ環境をちょっと変えて、10秒でつくれる！

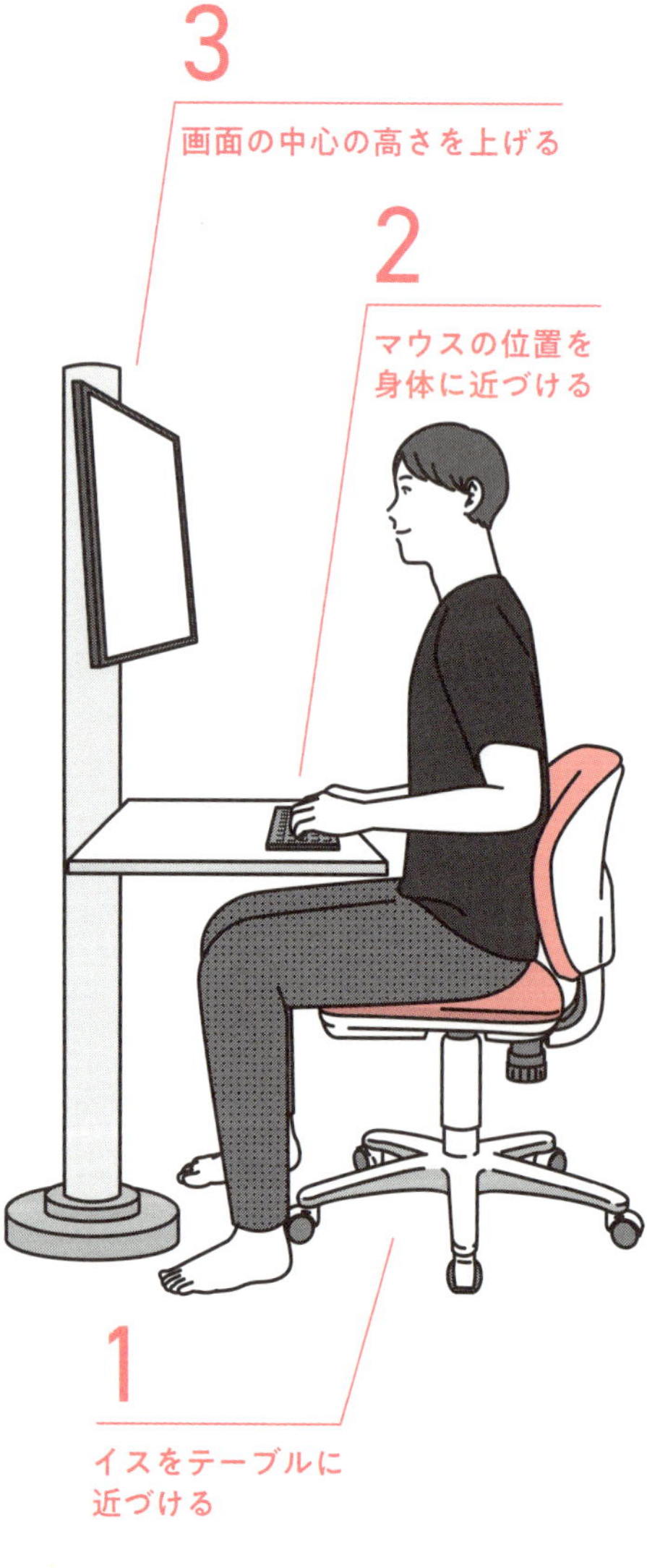
3
画面の中心の高さを上げる
2
マウスの位置を
身体に近づける
1
イスをテーブルに
近づける

ご紹介した「ハイパワーポーズ」そして「自然に『パワーポーズ』になるPC環境」は、いつでも取り組んでいただける、まさにいますぐできることです。

集中して作業をした後、無意識に「のび」をしていることはありませんか？　疲れを感じて、身体が自然に動いて、固まっていた筋肉をほぐしたり、酸素をたっぷり吸ったり、私たちは無意識にそのような行動をとって、自分を癒していることがあります。

それはとても大事なこと。ハイパワーポーズでのリセットとそのような自然な習慣を続けていただければ、ひとまず良いのですが、もうちょっと身体を動かし、肩関節周りを動かして、リフレッシュしたいタイミングもあるかもしれません。

そうしたときに、同じように気楽な気持ちでできる体操をご紹介しましょう。

気楽にできるとはいえ、いずれも研究結果が示されている体操ですから、継続トライする価値は十分あります。

サボってる風体操（等尺性頸椎伸展訓練）

10秒行って、
10秒休む
3セット

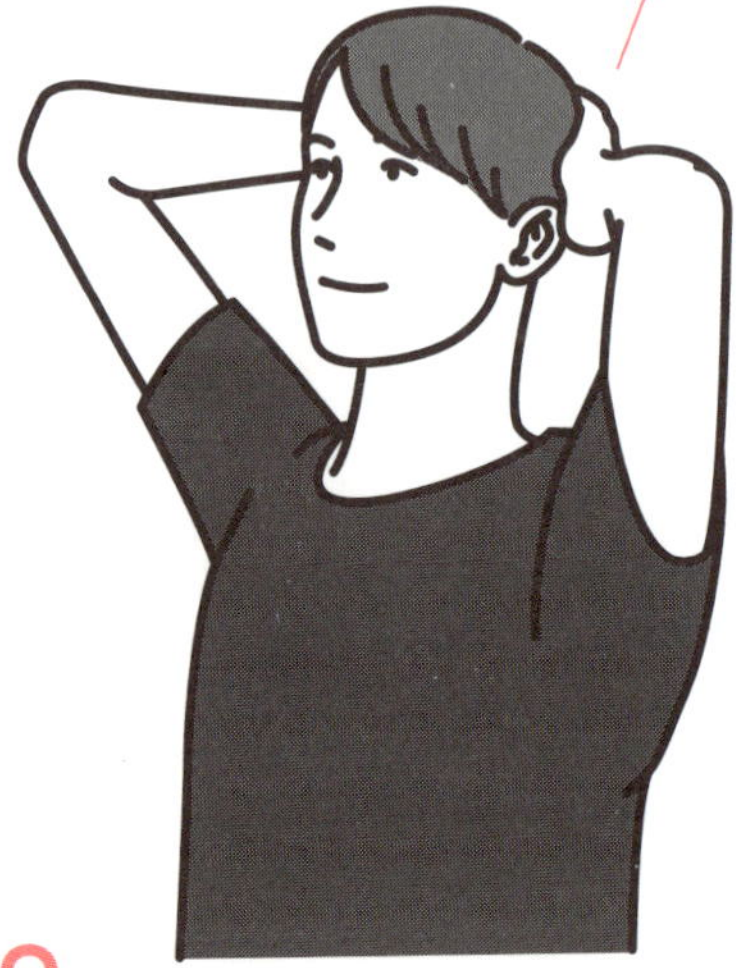

1

後頭部で
両手を組む

2

組んだ両手で頭を前に押しながら、首に力を入れ、首が後ろに反るのに抵抗する（つまり、両手の力と首の力の押し合いっこ）

3カ月の継続でストレートネックの改善率が82.5%という研究結果が示されています！（＊5）

首すっきり超ハイパワー体操

3秒

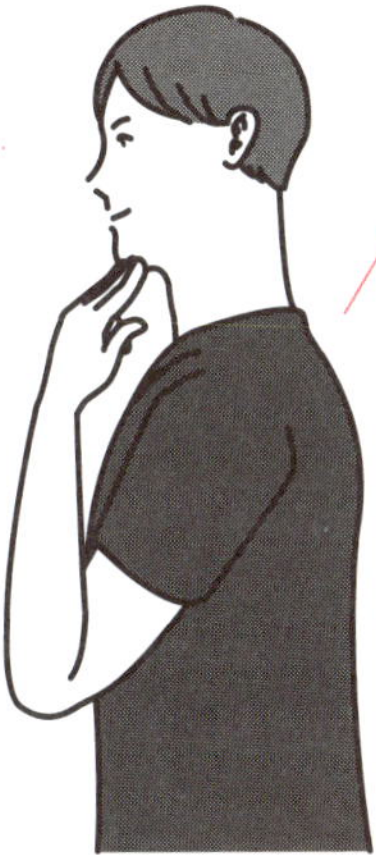

1

痛みが出ない範囲で手であごを押す。頭が背中側に水平移動して、頭が前に出ていたのが解消される。

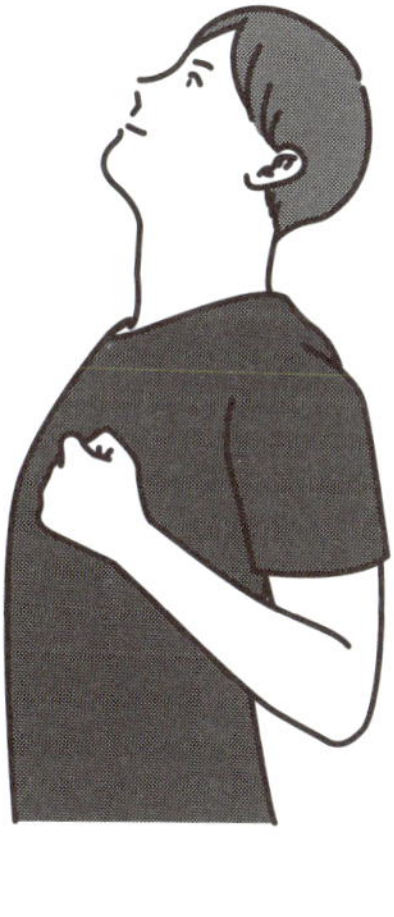

10秒

2

痛くない範囲で上を見て、肩が上がらないようにしながら、ひじを背中側に動かし胸を張る

1.5～2カ月の継続でストレートネックや首の痛みが改善したと研究結果が示されています！（＊6）

参考文献

(＊1) Andolfi, V. R., Di Nuzzo, C. & Antonietti, A. Opening the mind through the body: The effects of posture on creative processes. *Thinking Skills and Creativity* **24**, 20–28 (2017)

(＊2) Zabetipour, M., Pishghadam, R. & Ghonsooly, B. The impacts of open/closed body positions and postures on learners' moods. *Mediterranean journal of social sciences* **6**, 643–643 (2015)

(＊3) Briñol, P., Petty, R. E. & Wagner, B. Body posture effects on self-evaluation: A self-validation approach. *Eur. J. Soc. Psychol.* **39**, 1053–1064 (2009)

(＊4) Carney, D. R., Cuddy, A. J. C. & Yap, A. J. Power posing: brief nonverbal displays affect neuroendocrine levels and risk tolerance. *Psychol. Sci.* **21**, 1363–1368 (2010)

(＊5) Mahmut Alpayci et al. Isometric Exercise for the Cervical Extensors Can Help Restore Physiological Lordosis and Reduce Neck Pain: A Randomized Controlled Trial
Am J Phys Med Rehabil. 2017 Sep.

(＊6) Min Yong Lee et al. Efficacy of Modified Cervical and Shoulder Retraction Exercise in Patients With Loss of Cervical Lordosis and Neck Pain
Ann Rehabil Med. 2020 Jun.

おわりに

本書を最後までお読みいただき、ありがとうございました。

ここまでお伝えしてきたように、「じゃないほうの肩こり」も「じゃないほうじゃないほう（一般的）の肩こり」も明確に境界があるわけではありません。

もともと、一般的な肩こりから始まり、「じゃないほうの肩こり」として、別の病気が絡んできてしまうこともあれば、実は「じゃないほうの肩こり」だったのに長年気づかず、大本の病気が治ったのに一般的な肩こりが残ってしまうこともあります。

そう考えたときに、多くの「じゃないほう」をお伝えして気づいていただいたのは、「こんなに肩こりって心身と関係しているんだ」ということだと思うのです。

ですから、一般的な肩こりであったとしても、じゃないほうだったとしても、いずれにしても、肩こりがあるだけで生活の質（ＱＯＬ）はある程度低下していると思ってみるのがいいということをお伝えしたいです。事実、２００９年の研究では肩こりは身体的なＱＯＬにも、精神的なＱＯＬにも影響を及ぼすと報告しています(*)。

よりよい人生を過ごしていただくためにも、毎日のパフォーマンスはとても大事だと思いますし、ＱＯＬの重要性はいくら強調してもしすぎることはありません。ぜひ、肩こりを放置しないでいただきたい、あきらめないでいただきたいと思っています。


本書をきっかけに、肩こりへの認識が「国民病」から、「心身の健康に向けたスイッチ」へと変わることを願っています。

「心身の健康に向けたスイッチ」とは、「じゃないほうの肩こり」に関する知識をもとに、肩こりを健康習慣を意識するきっかけにするという意味です。そして、その結果、ますますお元気に、充実した毎日をお過ごしいただければと思います。

最後に、本書はもともと肩専門で診療をしていた私の問題意識から始まり、本書の制作チームであるサンマーク出版編集部の橋口英恵さんと下平貴子さんとの度重なるディスカッションから生まれたものです。

結果として、日本人の「肩こり」に対する捉え方を変えうる本になったのではと自信をもってお届けすることができます。
また、日々の情報発信を熱心に見聞きしてくださっている方々や、いつも支えてくれる家族、とくに妻に感謝を伝えて本書を締めたいと思います。ありがとうございました。

２０２５年２月

整形外科医　歌島大輔

* Rezai, M., Côté, P., Cassidy, J. D. & Carroll, L. The association between prevalent neck pain and health-related quality of life: a cross-sectional analysis. Eur. Spine J. 18, 371–381 (2009).

動画プレゼント

肩こりを健康の
スイッチにする方法

装丁　萩原弦一郎（256）
本文デザイン　木戸麻実
構成　下平貴子
イラスト　松山朋未
DTP　髙本和希（天龍社）
編集協力　鷗来堂
編集　橋口英恵（サンマーク出版）

歌島 大輔（うたしま・だいすけ）

日本整形外科学会・日本専門医機構認定整形外科専門医。

日本整形外科学会認定スポーツ医。

1981年生まれ。山形大学医学部卒業。肩関節、肩関節鏡手術、スポーツ医学の専門家として、フリーランスの立場で複数の整形外科でさまざまな肩治療を行う。肩関節鏡手術は年間約400件と全国トップクラス。診療のかたわら、「医学的根拠のあるセルフケアを」との信念からYouTube開設、登録者20万人と人気を呼んでいる。

● YouTube「すごいエビデンス治療／整形外科医 歌島大輔」
https://www.youtube.com/@d.utashima

じゃないほうの肩こり

2025年4月5日　初版印刷
2025年4月15日　初版発行

著者　歌島大輔
発行人　黒川精一
発行所　株式会社サンマーク出版
〒169-0074　東京都新宿区北新宿2-21-1
電話 03-5348-7800
印刷　共同印刷株式会社
製本　株式会社村上製本所

ISBN978-4-7631-4220-7　C0030

定価はカバー、帯に表示してあります。落丁、乱丁本はお取り替えいたします。
ホームページ　https://www.sunmark.co.jp